U0206949

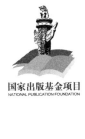

国家出版基金项目
NATIONAL PUBLICATION FOUNDATION

「十三五」国家重点图书出版规划项目

中医古籍名家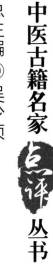点评丛书

总主编◎吴少祯

宋·钱 乙◎著

阎孝忠◎编集

徐荣谦 冯晓纯◎点评

孙学锐 张秀萍◎整理

小儿药证直诀

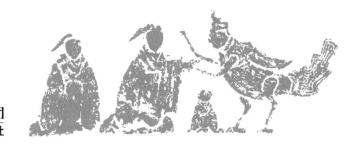

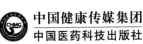

中国健康传媒集团

中国医药科技出版社

图书在版编目（CIP）数据

小儿药证直诀/（宋）钱乙著；（宋）阎孝忠编集；徐荣谦，冯晓纯点评. —北京：中国医药科技出版社，2021.3

（中医古籍名家点评丛书）

ISBN 978 - 7 - 5214 - 2354 - 9

Ⅰ.①小⋯ Ⅱ.①钱⋯ ②阎⋯ ③徐⋯ ④冯⋯ Ⅲ.①中医儿科学 - 中国 - 宋代 Ⅳ.①R272

中国版本图书馆 CIP 数据核字（2021）第 032714 号

美术编辑 陈君杞

版式设计 南博文化

出版 **中国健康传媒集团** | 中国医药科技出版社

地址 北京市海淀区文慧园北路甲 22 号

邮编 100082

电话 发行：010 - 62227427 邮购：010 - 62236938

网址 www. cmstp. com

规格 710 × 1000mm $^{1}/_{16}$

印张 12

字数 165 千字

版次 2021 年 3 月第 1 版

印次 2023 年 8 月第 3 次印刷

印刷 三河市万龙印装有限公司

经销 全国各地新华书店

书号 ISBN 978 - 7 - 5214 - 2354 - 9

定价 **36.00 元**

获取新书信息、投稿、为图书纠错，请扫码联系我们。

《中医古籍名家点评丛书》
编委会

出版者的话

　　中医药是中国优秀传统文化的重要组成部分之一。中医药古籍中蕴藏着历代名家的思维智慧与实践经验。温故而知新，熟读精研中医古籍是当代中医继承、创新的基石。新中国成立以来，中医界对古籍整理工作十分重视，因此在经典、重点中医古籍的校勘注释，常用、实用中医古籍的遴选、整理等方面，成果斐然。这些工作在帮助读者精选版本、校准文字、读懂原文方面发挥了良好的作用。

　　习总书记指示，要"切实把中医药这一祖先留给我们的宝贵财富继承好、发展好、利用好"，从而对弘扬中医药学、更进一步继承利用好中医药古籍提出了更高的要求。为此我们策划组织了《中医古籍名家点评丛书》，试图在前人整理工作的基础上，通过名家点评的方式，更进一步凸显中医古代要籍的学术精华，为现代中医药的发展提供借鉴。

　　本丛书遴选历代名医名著百余种，分批出版。所收医药书多为传世、实用，且在校勘整理方面已比较成熟的中医古籍。其中包括常用经典著作、历代各科名著，以及古今临证、案头常备的中医读物。本丛书致力于将现有相关的最新研究成果集于一体，使之具备版本精良、校勘细致、内容实用、点评精深的特点。

参与点评的学者，多为对所点评古籍研究有素的专家。他们学验俱丰，或精于临床，或文献功底深厚，均熟谙该古籍所涉学术领域的整体状况，又对其书内容精要揣摩日久，多有心得。本丛书的"点评"，并非单一的内容提要、词语注释、串讲阐发，而是抓住书中的主旨精论、蕴含深义、疑惑谬误之处，予以点拨评议，或考证比勘，溯源寻流。由于点评学者各有专擅，因此点评的形式风格也或有不同。但其共同之点是有益于读者掌握、鉴识所论医籍或名家的学术精华，领会临床运用关键点，解疑破惑，举一反三，启迪后人，不断创新。

我们对中医药古籍点评工作还在不断探索之中，本丛书可能会有诸多不足之处，亟盼中医各科专家及广大读者给予批评指正。

中国医药科技出版社

2017年8月

余序

作为毕生研读整理、编纂古今中医临床文献的一员，前不久，我有幸看到张同君编审和全国诸多相关教授专家们合作编撰《中医古籍名家点评丛书》的部分样稿。感到他们在总体设计、精选医籍、订正校注，特别是名家点评等方面卓有建树，并能将这些名著和近现代相关研究成果予以提示说明，使古籍的整理探索深研，呈现了崭新的面貌。我认为这部丛书不但能让读者系统、全面地传承优秀文化，而且有利于加强对丛书所选名著学验主旨的认识。

在我国优秀、靓丽的文化中，岐黄医学的软实力十分强劲。特别是名著中的学术经验，是体现"医道"最关键的文字表述。

《礼记·中庸》说："道也者，不可须臾离也。"清代徽州名儒程瑶田说："文存则道存，道存则教存。"这部丛书在很大程度上，使医道和医教获得较为集中的"文存"。丛书的多位编集者在精选名著的基础上，着重"点评"，让读者认识到中医药学是我国优秀传统文化中的瑰宝，有利于读者在系统、全面的传承中，予以创新、发展。

清代名医程芝田在《医约》中曾说："百艺之中，惟医最难。"特别是在一万多种古籍中选取精品，有一定难度。但清代造诣精深的名医尤在泾在《医学读书记》中告诫读者说："盖未有不师古而有济于今者，亦未有言之无文而能行之远者。"这套丛书的"师古济今"十分昭著。中国医药科技出版社重视此编的刊行，使读者如获宝璐，今将上述感言以为序。

中国中医科学院

余瀛鳌

2017年8月

目录 | Contents

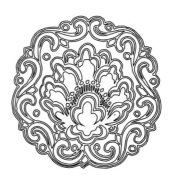

全书点评 | ◉

　　《小儿药证直诀》始刊于 1114 年，是我国现存最早的儿科专著，自问世后对后世医家及儿科的发展产生了深远的影响。该书作者其实并不是钱乙本人，而是钱乙弟子门人阎季忠（又名阎孝忠）。阎氏根据随师笔记，将钱乙的医学理论、医案和验方加以搜集、整理，编撰成此书。钱乙是北宋时期杰出的医学家，是我国医学史上第一位著名儿科专家，一生从事儿科诊疗，临床经验甚丰，被尊称为"儿科之圣""幼科之鼻祖"。其创制的六味地黄丸首载于《小儿药证直诀》，为儿童补肾代表方，闻名于世，至今仍是临床常用效方。钱乙一生著述甚丰，曾著有《伤寒论指微》5 卷、《婴孺论》百篇等，可惜均已亡佚。幸《小儿药证直诀》存世，奠定了中医儿科的专业地位。

一、成书背景

　　钱乙（1032—1113），字仲阳，宋代东平人，约生活于北宋仁宗至徽宗年间，享年 82 岁。曾任翰林医学、太医丞等官职。钱乙 3 岁时，母亲亡故。钱乙的父亲钱颢擅长针刺医术，然嗜好饮酒，喜欢外出远游。忽有一天，他隐姓埋名，向东游行，未归。钱乙后被姑母收养，跟姑父吕君学习医术。钱乙以善治小儿疾病闻名于世。他曾治愈长公主女儿的疾病，以黄土汤治愈皇帝第九子所患的手足痉挛病，后又治愈公主儿子"泄泻下痢"、皇族四大王儿子"上吐下泻"等显贵之疾病，并因此名声大噪。钱乙长期悬壶济世，医术日益精进，医治病患无数，疗效卓著。钱乙精湛的医术、丰富的临证实践为《小儿药证直诀》的成书打下了坚实的基础。

二、主要学术思想

儿科素有"哑科"之称，因小儿不便交流，且小儿在诊查时经常哭闹，给临床治疗增加了难度。故《小儿药证直诀·原序》云："医之为艺诚难矣，而治小儿为尤难。自六岁以下，黄帝不载其说，中古以还，始有《颅囟经》，以占寿夭死生之候。则小儿之病，虽黄帝犹难之。"

（一）《小儿药证直诀》的理论基础

《小儿药证直诀》分上、中、下3卷。上卷论述脉证治法，介绍小儿脉法、变蒸、五脏所主、五脏病等81个脉证，为全书之核心；中卷记载了钱氏所治典型病案23例；下卷载方120余首。

钱氏承《颅囟经》之成就，博采诸家之说，并结合自己之经验撰成本书，书中对小儿生理、病理特点做了精辟论述，如谓小儿"脏腑柔弱，易虚易实，易寒易热"。强调小儿病论治以脏腑辨证为宗旨，为中医脏腑辨证理论做出了贡献。书中所载方剂，既有前人已效之良方，又有钱乙临证经验方和化裁古方而成之新方，其中不少方剂，如六味地黄丸、泻白散、泻黄散、导赤散、异功散、白术散、泻青丸等，至今仍广泛应用于临床。

1. "纯阳"学说

纯阳学说充分彰显了《颅囟经》"纯阳学说"的特点。《颅囟经·脉证》云："凡孩子三岁以下，呼为纯阳，元气未散"。《小儿药证直诀》更以《颅囟经》的"纯阳学说"为基础理论来指导临证。所谓"纯阳学说"强调小儿初生，来自父母的元阳之气尚未散去。犹如种子，在土地中先发芽，尔后才生根。发芽靠的是种子中"先天"的元阳之气，而不是靠根来吸取土地中的养分。取类比象，古代中医儿科医家将小儿比喻成"芽儿"，形容小儿如春季草木的"茸芽"，生机蓬勃，发育旺盛。小儿不同于成人的最显著的生理特点就是处于不断地生长发育当中。小儿身体的生长发育必需依赖阳气的不断生发、阴液的不断补充来实现。小儿虽然阴阳二气皆显不足，但是在小儿的阴阳平衡中，相对阴液而言，阳气始终居于主导地位。钱乙还以"小儿纯阳，无烦益火"为理论，将张仲景的金匮肾气丸减去温热助阳的肉桂和附子，制成小儿补肾的千古名方——六味地黄丸。

2. "变蒸"学说

（1）小儿生长发育迅速："变蒸"学说强调小儿"自生之后，即长骨脉，五脏六腑之神智也。变者，易也……生之日后，三十二日一变。变每毕，即情性有异于前。何者？长生腑脏智意故也"。小儿通过"变蒸"快速生长发育，所谓"蒸其血脉，长其百骸。变其情志，发其聪明"。充分彰显了小儿体格与智慧两方面都发育迅速的特点。

（2）五脏六腑，成而未全：《小儿药证直诀·变蒸》云小儿"五脏六腑成而未全……全而未壮"。小儿处在生长发育过程中，五脏六腑成而未全，全而未壮，不可将小儿简单看作为成人的缩影。小儿体禀少阳，阳气渐旺，有利于不断生长发育。处在生长过程中的小儿，从稚弱到强实不断生长发育，但"成而未全"。例如小儿的牙齿，初生儿基本没有牙齿，4～6个月开始萌出，一般在2岁半左右出齐，尔后恒牙逐渐萌出，替换乳牙。恒牙一般在女性21岁左右，男性24岁左右才真正出齐。牙齿为骨之余气，为肾所主。小儿牙齿萌出的状况标志着肾气充盈的状况，反映出小儿"成而未全"

的特点。

（3）五脏六腑，全而未壮："五脏六腑，全而未壮"充分彰显小儿脏腑娇嫩，形气未充的生理特点。"神气怯弱""卫外不固""脾胃薄弱"等均显示了小儿"嫩弱"的一面。

（二）《小儿药证直诀》的临床体系

1. 五脏证治

《小儿药证直诀》的"五脏证治"临床理论体系是中医儿科成熟的标志，它标志着中医儿科学已经形成了基本完整的理论体系，使中医儿科学从中医学的大家庭中分化出来，成长为一个独立的分支学科。

2. 重视望诊

《小儿药证直诀》重视小儿面部望诊，书中有"目内证"与"面上证"，继承和发展了扁鹊的望诊之术，并将其应用于中医儿科临床。

3. 总结出儿科"六大纲脉"

《小儿药证直诀》总结出小儿"表、里、寒、热、虚、实"的6部脉象分别为"浮、沉、迟、数、有力、无力"。

4. 对"发疹"疾病鉴别

钱乙精通小儿"痘疹"的诊治。《小儿药证直诀》对几种发疹性传染病加以详细鉴别。

5. 区分了惊风与癫痫

《小儿药证直诀》明确指出了惊与痫的区别，首创急、慢惊风的不同病因病机和治疗方药，进一步针对小儿惊风提出"急惊合凉泻，慢惊合温补"的治疗原则。

6. 阐明疳证的病因病机

《小儿药证直诀》阐明了疳证的病因病机，指出："疳皆脾胃病，亡津液之所作也"。这一论断至今仍在指导中医儿科对"疳证"的临证辨治。

7. 创制了中医儿科临证方药

钱乙创立了补肺的补肺阿胶汤与泻肺的泻白散；创立了补脾的益黄散与泻脾的泻黄散；创立了补心的补心汤与泻心的泻心汤；以小儿肝无虚证创立了泻肝的泻青丸，以小儿肾无实证创立了补肾的六味地黄丸等。这些方剂至今仍在中医儿科临床应用。尤其是六味地黄丸应用极广，被中医内科等广泛应用。

由于钱乙在中医儿科学上贡献卓越，被后世尊称为"儿科鼻祖""儿科之圣"。《小儿药证直诀》一书也被称为"活婴之真谛""全婴之轨范"。该书是目前现存的以原版形式流传下来的最早的儿科专著。

三、学习要点

《小儿药证直诀》是中医儿科经典中的经典，所有中医儿科医生皆应认真研读，充分理解，掌握其精髓。

1. 全面学习，继承《小儿药证直诀》学术精髓

掌握《小儿药证直诀》中的脉证治法、变蒸、五脏所主、五脏病等全书之核心内容，了解书中所治典型病案。

2. 重点掌握基础理论

《小儿药证直诀》书中有关"纯阳学说"与"变蒸学说"都应精读并掌握之。尤其对"变蒸学说"中提及的"五脏六腑，成而未全……全而未壮"以及"脏腑柔弱，易虚易实，易寒易热"等内容更要细心研读，加以掌握。

3. 掌握重点方剂

钱乙化裁古方创制的新方，如六味地黄丸、七味白术散、异功散、泻白散、导赤散等皆应掌握，结合当今临床实践加以应用。

中华民族文化传承有序，《小儿药证直诀》流传至今已历千载。但是，千年前的北宋时期在语法等方面与现代有着一定的差异。为了

使现代的中医儿科医生正确理解《小儿药证直诀》的寓意，古为今用，提高临床疗效，我们不揣冒昧，勉力而为之，以自身临床体会为要，对《小儿药证直诀》进行整理与点评。愿与读者共勉。

　　底本书后原附《阎氏小儿方论》与《董氏小儿斑疹备急方论》二书，本次整理予以保留，供读者参考。

徐荣谦
2020 年 3 月

整理说明

　　本书综合《小儿药证直诀》各个版本之长，取长补短，并在此基础上进行注释、点评。所用版本如下。

　　底本：《小儿药证直诀》，钱乙著，阎孝中编集，郭君双整理，人民卫生出版社，2006。

　　参校本：

　　1.《小儿药证直诀》，钱乙著，杨金萍、于建芳点校，天津科学技术出版社，2012。

　　2.《小儿药证直诀笺正》，钱仲阳原著，张山雷笺正，上海卫生出版社，1958。

　　3.《小儿药证直诀译注》，俞景茂、竹剑平主编，中国人民大学出版社，2010。

　　4.《带您走进〈小儿药证直诀〉》，张如青主编，人民军医出版社，2008。

　　医之为艺诚难矣，而治小儿为尤难。自六岁以下，黄帝不载其说，中古以还，始有《颅囟经》，以占寿夭死生之候。则小儿之病，虽黄帝犹难之，其难一也。脉法虽曰八至为和平，十至为有病，然小儿脉微难见，医为持脉，又多惊啼，而不得其审，其难二也。脉既难凭，必资外证。而其骨气未成，形声未正，悲啼喜笑，变态不常，其难三也。问而知之，医之工也。而小儿多未能言，言亦未足取信，其难四也。脏腑柔弱，易虚易实，易寒易热，又所用多犀、珠、龙、麝，医苟难辨，何以已疾？其难五也。种种隐奥，其难固多，余尝致思于此，又目见庸医妄施方药而杀之者，十常四五，良可哀也！盖小儿治法，散在诸书，又多出于近世臆说，汗漫难据，求其要妙，岂易得哉！太医丞钱乙，字仲阳，汶上人。其治小儿，该括古今，又多自得，著名于时。其法简易精审，如指诸掌。先子治平中登第，调须城尉识之。余五六岁时，病惊疳、癖瘕，屡至有殆，皆仲阳拯之良愈。是时仲阳年尚少，不肯轻传其书。余家所传者，才十余方耳！大观初，余筮仕汝海，而仲阳老矣。于亲旧间，始得说证数十条。后六年，又得杂方，盖晚年所得益妙。比于京师，复见别本。然旋著旋传，皆杂乱。初无纪律，互有得失，因得参校焉。其先后则次之，重复则削之，讹谬则正之，俚语则易之。上卷脉证治法，中卷记尝所治病，下卷诸方，而书以全。于是古今治小儿之法，不可以加矣。余念博爱者、仁者之用心，幼幼者圣人之遗训，此惠可不广耶！因复取所自著小儿说及平日经验方附其后，将传之好事者，使幼者免横夭之苦，老者无哭子之悲，此余之志也，因以明仲阳之术于无穷焉。

宣教郎大梁阎孝忠序

重刻钱氏小儿药证直诀序

小儿药证直诀三卷，宋太医丞钱仲阳所著，同时宣教郎阎孝忠所次也。治小儿之难，与仲阳之术之工，阎序详矣。吾兄怀三，精通禁方，而其读书也，必自源达委，深恶近代庸医妄论著，悉屏不观。尝论仲景书为医之圣，而仲阳乃幼科祖。然钱非实有缪巧也，盖亦熟张文而神明之者，八味金匮方也，去桂、附，以治小儿，后世不能难焉。不精二家，不可为医。然其书自元以还，多亡失窜易，既得《玉函经》刻之，二此又求之三十年，近始获焉。手自厘正，还其旧贯，次第开行。《书》曰：若保赤子，心诚求之。儿之在毂，男唯女俞，寒饥暖饱之不知，而况遇疾乎？医无师法，又求之不诚甚，惟盛馐舆，要酬报，仓促下药，宛转怀负。其卒与哺之以砒而杀之以刃何异！吾兄疗男妇十全八九，而救小儿决死生期，无一失者，而世或未之知也。夫人血气脏腑，虽有幼小老之不同，而医逢其源，则审其气候而处方，未有不可通者。专门云者，道常该贯，而用一以名尔。扁鹊过邯郸为带下医，过洛阳为耳目痹医，入咸阳为小儿医，随俗为变，惟其伎之通也。使专而不能该，岂足为良医哉？仲景、仲阳，哀人之札瘥夭昏，以垂厥书，仁者之功也。吾兄于医，学人异说家殊，书之时，尊信而表章之，抑非古人慈幼之盛心欤。业是者，得而潜心焉，投之所往，其为医也，思过半矣。

己亥三月望日弟汝楫书于射观西塾

钱仲阳传

　　钱乙，字仲阳。上世钱塘人，与吴越王有属。俶纳土，曾祖斌随以北，因家于郓。父颢，善针医，然嗜酒喜游。一旦匿姓名，东游海上，不复返。乙时三岁。母前亡，父同产姑，嫁医吕氏，哀其孤，收养为子。稍长读书，从吕君问医。吕将殁，乃告以家世。乙号泣，请返迹父。凡五六返，乃得所在。又积数岁，乃迎以归。是时乙年三十余。乡人惊叹，感慨为泣下，多赋诗咏其事。后七年，父以寿终，丧葬如礼。其事吕君，犹事父。吕君殁，无嗣，为之收行葬服，嫁其孤女，岁时祭享，皆与亲等。乙始以《颅囟方》著山东。元丰中，长公主女有疾，召使视之，有功，奏授翰林医学，赐绯。明年，皇子仪国公病瘛疭，国医未能治。长公主朝，因言钱乙起草野，有异能，立召入，进黄土汤而愈。神宗皇帝召见，褒谕，且问黄土所以愈疾状。乙对曰：以土胜水，木得其平，则风自止；且诸医所治垂愈，小臣适当其愈。天子悦其对，擢太医丞，赐紫衣金鱼。自是戚里贵室，逮士庶之家，愿致之，无虚日。其论医，诸老宿莫能持难，俄以病免。哲宗皇帝复召宿直禁中。久之，复辞疾赐告，遂不复起。

　　乙本有羸疾，性简易嗜酒。疾屡攻，自以意治之辄愈。最后得疾益甚，乃叹曰：此所谓周痹也。周痹入脏者死，吾其已夫！已而曰：

吾能移之，使病在末。因自制药，日夜饮之，人莫见其方，居亡何，左手足挛不能用，乃喜曰：可矣！又使所亲登东山，视菟丝所生。秉火烛其下，火灭处，斫之，果得茯苓，其大如斗。因以法啖之，阅月而尽。由此，虽偏废而气骨坚悍，如无疾者。退居里舍，杜门不冠屦，坐卧一榻上，时时阅史书杂说，客至酌酒剧谈。意欲之适，则使二仆夫舆之，出没闾巷，人或邀致之，不肯往也。病者日造门，或扶携襁负，累累满前。近自邻井，远或百数十里，皆授之药，致谢而去。

初，长公主女病泄痢，将殆，乙方醉，曰：当发疹而愈。驸马都尉以为不然，怒责之，不对而退。明日，疹果出，尉喜以诗谢之。

广亲宗室子病，诊之曰：此可无药而愈。顾其幼曰：此儿旦夕暴病惊人。后三日过午无恙，其家恚曰：幼何疾？医贪利动人乃如此。明日果发痫甚急，复召乙治之，三日愈。问：何以无疾而知？曰：火急直视，心与肝俱受邪。过午者，心与肝所用时，当更也。

宗室王子病呕泄，医以药温之，加喘。乙曰：病本中热，脾且伤，奈何以刚剂燥之？将不得前后溲。与石膏汤，王与医皆不信，谢罢。乙曰：毋庸复召我。后二日，果来召，适有故不时往。王疑且怒，使人十数辈趣之，至曰：固石膏汤证也。竟如言而效。

有士人病咳，面青而光，其气哽哽。乙曰：肝乘肺，此逆候。若秋得之可治，今春不可治。其家祈哀，强之与药。明日，曰：吾药再泻肝而不少却，三补肺而益虚，又加唇白，法当三日死。然安谷者过期，不安谷者不及期，今尚能粥。居五日而绝。

有妊妇得疾，医言胎且堕。乙曰：娠者五脏传养，率六旬乃更。诚能候其月，偏补之，何必堕。已而子母皆得全。

又乳妇因大恐而病。病虽愈，目张不得瞑。人不能晓，以问乙，乙曰：煮郁李酒饮之，使醉则愈。所以然者，目系内连肝胆，恐则气结，胆衡不下，惟郁李去结，随酒入胆，结去胆下，目则能瞑矣。如言而效。

一日，过所善翁，闻儿啼。愕曰：何等儿声？翁曰：吾家孪生二男子也。乙曰：谨视之，过百日乃可保。翁不怿。居月余，皆毙。

乙为方博达，不名一师。所治种种皆通，非但小儿医也。于书无不窥，他人勒勒守古，独度越纵舍，卒与法合。尤邃本草，多识物理，辨正缺误，人或得异药，或持疑事，问之必为言。出生本末，物色名貌，退而考之，皆中。末年挛痹浸剧，其嗜酒喜寒食，皆不肯禁。自诊知不可为，召亲戚诀别，易衣待尽。享年八十二，终于家。所著书有《伤寒论指微》五卷，《婴孺论》百篇。一子早世，二孙今见为医。

刘跂曰：乙非独其医可称也，其笃行似儒，其奇节似侠，术盛行而身隐约，又类夫有道者。数谓余言：曩学六元五运，夜宿东平王冢巅，观气象，至逾月不寐。今老且死，事诚有不在书者，肯以三十日暇从我，当相授。余笑谢弗能。是后，遂不复言。呜呼！斯人也，如欲复得之，难哉！没后，余闻其所治验尤众，东洲人人能言之，剟其章章者著之篇。异时史家序方术之士，其将有考焉。

河间刘跂撰

小儿脉法

脉乱，不治。气不和，弦急。伤食，沉缓。虚惊，促急。风，浮。冷，沉细。

【点评】以上阐述了小儿不同的病理脉象，指出了乱、弦急、沉缓、促急、浮、沉细6种脉象的临床意义。现代则将浮、沉、迟、数、有力、无力作为小儿脉法的6种基本的脉象，以此来辨别疾病的表里、寒热、虚实。浮脉主表，轻取即得，浮而有力为表实，浮而无力为表虚；沉脉主里，重按才能触及，沉而有力为里实，沉而无力为里虚；迟脉属寒，数脉属热；有力为实，无力为虚。

变蒸①

小儿在母腹中，乃生骨气，五脏六腑成而未全。自生之后，即长

———————————

① 变蒸：古人认为婴儿的生长发育有阶段性、周期性，在周期性的发育过程中，伴有定期的发热与身体不适，这属于正常生理现象，叫作变蒸。

骨脉，五脏六腑之神智也。变者，易也。《巢源》云：上多变气。又生变蒸者，自内而长，自下而上，又身热，故以生之日后，三十二日一变。变每毕，即情性有异于前。何者？长生腑脏智意故也。何谓三十二日长骨添精神？人有三百六十五骨，除手足中四十五碎骨外，有三百二十数。自生下，骨一日十段而上之，十日百段。三十二日计三百二十段，为一遍，亦曰一蒸。骨之余气，自脑分入龈中，作三十二齿。而齿牙有不及三十二数者，由变不足其常也。或二十八日即至，长二十八齿，以下仿此，但不过三十二之数也。凡一周遍，乃发虚热，诸病如是。十周则小蒸毕也。计三百二十日生骨气，乃全而未壮也。故初三十二日一变，生肾生志。六十四日再变，生膀胱。其发耳与尻①冷。肾与膀胱俱主于水，水数一，故先变。生之九十六日三变，生心喜。一百二十八日四变，生小肠，其发汗出而微惊。心为火，火数二。一百六十日五变，生肝哭。一百九十二日六变，生胆，其发目不开而赤。肝主木，木数三。二百二十四日七变，生肺声。二百五十六日八变，生大肠。其发肤热而汗或不汗。肺属金，金数四。二百八十八日九变，生脾智。三百二十日十变，生胃，其发不食，肠痛而吐乳。脾与胃皆属土，土数五。变蒸至此始全矣②。此后乃齿生，能言知喜怒，故云始全也。太仓③云：气入四肢，长碎骨于十变。后六十四日长其经脉，手足受血，故手能持物，足能行立也。经云：变且蒸，谓蒸毕而足一岁之日也。师曰：不汗而热者，发其汗，大吐者，微下，不可余治。是以小儿须变蒸。蜕齿者，如花之易苗。所谓不及三十二齿，由变之不及。齿当与变日相合也，年壮而视齿方明。

---

① 尻：即尻骨，脊骨的末端。
② 脾与胃皆属土……至此始全矣：原脱，据《小儿药证直诀笺正》补。
③ 太仓：西汉名医仓公的尊称。

【点评】"变蒸"之名始见于西晋王叔和《脉经》。历代医家及医著对"变蒸"学说有两种不同的意见：一是同意小儿有"变蒸"，如《颅囟经》、巢元方《诸病源候论》、孙思邈《备急千金要方》、钱乙《小儿药证直诀》、陈文中《小儿病源方论》、王肯堂《证治准绳·幼科》、万密斋《幼科发挥》、虞抟《医学正传》、吴谦《幼科心法要诀》、夏禹铸《幼科铁镜》、张山雷《小儿药证直诀笺正》等；二是不同意小儿有"变蒸"，如张景岳《景岳全书·小儿则》、陈复正《幼幼集成》等。钱乙所记载的变蒸指出了小儿生长发育的必然过程，阐述了小儿生长发育规律，总结出小儿生长发育是一个连续不断的变化过程，且每经过一定周期则显示出特殊的生理变化。在变蒸过程中，小儿不仅形体不断地成长，其脏腑功能也不断地成熟完善，形成"形"与"神"之间的协调发展。

五脏所主

心主惊，实则叫哭，发热，饮水而搐；虚则卧而悸动不安。

肝主风，实则目直，大叫，呵欠，项急，顿闷①；虚则咬牙多欠，气热则外生气，气温则内生气②。

脾主困，实则困睡，身热饮水；虚则吐泻生风。

肺主喘，实则闷乱，喘促，有饮水者，有不饮水者；虚则哽气，长出气。

---

① 顿闷：突然间出现的昏倒、气息闷绝的现象。

② 气热则外生气，气温则内生气：此句文义欠明。《保婴撮要·肝脏》云："气热则外生风，气温则内生风"。可参。

肾主虚，无实也。惟疮疹，肾实则变黑陷。

更当别虚实证。假如肺病又见肝证，咬牙多呵欠者，易治，肝虚不能胜肺故也。若目直大叫哭，项急顿闷者，难治。盖肺久病则虚冷，肝强实而反胜肺也。视病之新久虚实，虚则补母，实则泻子。

【点评】辨证论治是中医的精华，是中医诊治疾病的主要手段之一，包括脏腑辨证、经络辨证、卫气营血辨证、三焦辨证、六经辨证等。钱乙则首创儿科五脏辨证体系，既充分运用五脏五行的一般规律，又赋予其儿科的特色。提出的"心主惊""肝主风""脾主困""肺主喘""肾主虚"的辨证纲领，是其学术成就的核心部分。同时，钱氏以五脏辨证思路，根据病程的长短和虚实情况确立治疗原则，分别采用虚证则补益相生之脏、实证则攻泻所生之脏的方法。各脏证有虚、实、寒、热之分，钱乙五脏辨证体系对中医儿科学的发展有重大影响。

五脏病

肝病，哭叫，目直，呵欠顿闷，项急。

心病，多叫哭惊悸，手足动摇，发热饮水。

脾病，困睡泄泻，不思饮食。

肺病，闷乱哽气，长出气，气短喘急。

肾病，无精光畏明，体骨重。

【点评】以上阐释了五脏主病的证候特点。五脏主病是儿科临床辨证论治的一大创举，是临床施治的依据。钱乙确定了以五脏为纲的辨证论治方法，为后世的小儿脏腑辨证奠定了基础。

肝外感生风

呵欠顿闷，口中气热。当发散①，大青膏主之。若能食，饮水不止，当大黄丸微下之。余不可下。

【点评】本节阐述了肝经外感而生风，气火上升，则见猝然闷绝，口中气热之象，当发散之，治以大青膏。若能食而饮水不止，大便不下，见有胃热之症，当用大黄丸微下之；若无胃热里实之症者，则不可下。

肝热

手寻衣领及乱捻物，泻青丸主之。壮热饮水，喘闷，泻白散主之。

【点评】手寻衣领及乱捻物乃热郁化火，引动肝风，病情危重之小儿急惊风的表现，治以清热泻火、平肝息风，选用泻青丸。壮热饮水，喘闷，是肺经实热症，乃因肺热炎上，清肃失司，肺热灼津所致，治以泻白散清热泻肺。

此条"壮热饮水，喘闷，泻白散主之"有移至肺热条下者。

---

① 发散：即祛邪。

本人则将其理解为本条之本证，即小儿肌腠不密，感受外邪，侵袭于肺，症见热、咳、喘，金乘木，邪郁不达，化火生风，急则治其标，故以泻青丸平肝息风，更以泻白散清热泻肺治其本，标本同治方能取效。

肺热

手掐眉目鼻面，甘桔汤主之。

【点评】肺主皮毛，肺气通于鼻，眉目之间及鼻面之正部皆属于肺。风邪上受，首先犯肺，风热袭肺则见手掐眉目鼻面等症，故选用具有清肺泻火之功的甘桔汤。现代药理研究证明，桔梗、甘草均有消炎、抗过敏作用，故可用于皮肤瘙痒等过敏症状；同时桔梗、甘草又有解痉之功，因此亦可治疗抽动症。

肺盛复有风冷

胸满短气，气急喘嗽上气。当先散肺，后发散风冷。散肺，泻白散、大青膏主之。肺只伤寒则不胸满。

【点评】此条阐述肺气盛而复感风冷的证治。胸满短气，甚则气急咳嗽为风寒外袭，肺失宣肃所致，治当疏散表邪，清泄肺实。散乃祛邪之意，解表可用大青膏，泻肺可用泻白散。如果仅感风寒之邪，而无气机壅实，就不会出现胸部满闷的症状，临证当详细辨治。

肺虚热

唇深红色，治之散肺虚热，少服泻白散。

【点评】此条述肺虚热的证治。唇口深红色是肺有虚热的表现，可少与泻白散宣散之，因非实热，故宜少服，免损肺气。

肺脏怯

唇白色，当补肺，阿胶散主之。若闷乱气粗，喘促哽气者，难治，肺虚损故也。

【点评】五色所属，色白属肺。本条论述了肺虚的证治及难治之症。钱氏认为唇白是肺之阴血虚损，临床可见咳嗽，气喘，咽喉干燥，咳痰甚少，或痰中带血，舌红少苔，脉细数等。钱氏以阿胶散补肺阴，宣肺气。肺为娇脏，且小儿脏腑成而未全，易虚易实，实证闭塞已非易治，肺虚久损而见闷乱气粗，甚至出现喘促哽气，是真气欲脱，故难治。

脾肺病久，则虚而唇白。脾者，肺之母也，母子皆虚，不能相营，故名曰怯。肺主唇白，白而泽者吉，白如枯骨者死。

【点评】上段论述了肺脾两脏的母子关系，阐述了脾肺虚证的表现，以及如何通过口唇颜色辨别病情轻重程度。

心热

视其睡，口中气温，或合面睡①，及上窜②咬牙，皆心热也，导赤散主之。

心气热，则心胸亦热，欲言不能，而有就冷之意，故合面卧。

【点评】本条为心热证候，导赤散则是治疗心热的良方。"口中气温""上窜咬牙"属热盛生风，欲发惊搐之象。钱氏云："心主惊。实则叫哭，发热，饮水而搐；虚则卧而悸动不安。"故用导赤散清热泻火，导热下行。小儿喜俯卧，口中呼出之气较正常为热，胸腹部亦有灼热感，热甚而有避热就冷之意，亦为心热所致，也可用导赤散治之。

心实

心气实则气上下行涩，合卧则气不得通，故喜仰卧，则气得上下通也，泻心汤主之。

【点评】此条论述心经实热的证治。心气实则热，心肺同居膈上，心热则肺气失宣，气血运行不畅，俯卧就会觉得呼吸更加不

---

① 合面睡：即俯卧。后文"合面卧"义同。
② 上窜：指心经热气上窜。《万氏家藏育婴秘诀·心脏症治》云："有努其身而直伸者，谓之上窜，亦心热也。"

畅，故见患儿睡眠姿势往往呈仰卧位，意求畅达。临诊常伴见目赤、溲黄、舌尖红、苔黄、脉数等症，可用一味黄连泻心汤清泻心经实热。药味虽少，疗效却宏。

肾虚

儿本虚怯，由胎气不成，则神不足。目中白睛多①，其颅即解_囟②_{开也}，面色㿠白。此皆难养，纵长不过八八之数。若恣色欲多，不及四旬而亡。或有因病而致肾虚者，非也。又肾气不足，则下窜③，盖骨重惟欲坠于下而缩身也。肾水，阴也。肾虚则畏明，皆宜补肾，地黄丸主之。

【点评】本条阐述了小儿肾虚的证候及其至虚之因。婴儿虚怯，或先天禀赋不足，或后天失于调养，因见面色㿠白，神气不足，目中白睛多(如落日状)，头大且方，属解颅之外候。若后天调养不当，渐致体弱多病，又不注意保养肾气，多会夭折。肾为先天之本，主骨生髓，为元阴元阳之所系，肾水即肾精，肾阴不足则畏光羞明。钱氏选用地黄丸，取其滋补肾阴之功。

---

① 目中白睛多：解颅的一个症状，因目珠下垂，故白多黑少。
② 其颅即解：即解颅。症见颅骨缝增宽，囟门张开不合。
③ 下窜：指病势向下。肾主骨，肾虚则骨重，故欲坠下而缩身，谓之下窜。

面上证

左腮为肝，右腮为肺，额上为心，鼻为脾，颏①为肾。赤者，热也，随证治之。

【点评】望而知之为上工，儿科则以望诊为先。本条述五部配五脏，将面部五部分属五脏，同时强调除面部色诊外，也应根据患儿临床具体证候辨证论治。钱氏临证重视儿科望诊，其心得源于《内经》，为后世医家儿科面部望诊奠定了基础。

目内证

赤者，心热，导赤散主之。

淡红者，心虚热，生犀散主之。

青者，肝热，泻青丸主之。浅淡者补之。

黄者，脾热，泻黄散主之。

无精光者，肾虚，地黄丸主之。

【点评】目为肝窍，而五脏六腑之精气皆上注于目。上下眼睑属脾，目内外眦属心，白睛属肺，黑睛属肝，瞳仁属肾。钱氏注重以"目内证"察色诊病，遣方用药，也是儿科临诊之特点。

---

① 颏：下颏，脸的最下部，在两腮和嘴的下面。

肝病胜肺

肝病秋见_{一作日晡}，肝强胜肺，肺怯不能胜肝，当补脾肺治肝。益脾者，母令子实故也。补脾，益黄散；治肝，泻青丸主之。

【点评】此条用五行生克的道理举例说明五脏之间的相互关系及治疗方法。肺旺于秋，理当肺胜于肝。今肝病秋见，乃因肺气虚弱，不能胜肝，故治法以补脾肺治肝为主。因脾为肺母，补脾实肺即母令子实之意。本条原文用补脾伐肝之法，补脾用益黄散，伐肝用泻青丸，肺气得旺而肝能受制，肝实得泻而肝病自安。

肺病胜肝

肺病春见_{一作早晨}，肺胜肝，当补肾肝，治肺脏。肝怯者受病也，补肝肾，地黄丸。治肺，泻白散主之。

【点评】此条用五行生克的道理再次举例说明五脏之间的相互关系及治疗方法。论述肝、肺、肾三脏与时令节气间的关系，根据不同时节辨别病脏所在，应用相应的药物。肺病发作于春令肝木当旺之时，肝木当旺而不旺，所胜者肺金乘克肝木，肝虚无疑，故当补肝，肝实则肺金不能乘。补肝用地黄丸，泻肺用泻白散，这样肾水足则肝木荣，肺金得泻而肝不受抑，肺金与肝木始能协调，故病可愈。

肝肾同源，肾为肝母，补肾就是补肝，此即滋水涵木法。

肝有风

目连扎①不搐，得心热则搐。治肝，泻青丸；治心，导赤散主之。

【点评】此条阐述了肝风的证治。肝风是"肝风内动"证的简称。肝为风木之脏，风性动摇，因此中医将两眼闪动、眩晕欲仆、肢体抽搐、震颤等具有"动摇"之状者都归属于风动之证。《素问·阴阳应象大论》指出："肝主目……在天为风……在变动为握。"平肝风用泻青丸，清心火用导赤散。肝有风之"目连扎不搐"与今之抽动障碍的眨眼十分相似，临证使用泻青丸治之往往收到较好的疗效。

肝有热

目直视不搐，得心热则搐。治肝，泻青丸；治心，导赤散主之。

【点评】心属火，肝属木，木生火，肝心为母子相生关系。心主惊、肝主风，心肝火炽可致心神的异常。此条阐述了肝热的证治。目直视是肝热的表现，如再加心热，则易抽搐，这也是热极

---

① 目连扎：连续眨眼。

生风之象。治肝热用泻青丸，清心火用导赤散。

肝有风甚

身反折强直不搐，心不受热也，当补肾治肝。补肾，地黄丸。治肝，泻青丸主之。

凡病或新或久，皆引肝风，风动而止于头目，目属肝，风入于目，上下左右如风吹，不轻不重，儿不能任，故目连扎也。若热入于目，牵其筋脉，两眦俱紧，不能转视，故目直也。若得心热则搐，以其子母俱有实热，风火相搏故也。治肝，泻青丸。治心，导赤散主之。

【点评】《医宗金鉴·幼科杂病心法要诀》中阐述惊风有搐、搦、掣、颤、反、引、窜、视八候，急慢惊风均可见此八候。钱氏认为"身反折强直不搐"主要应责于心不受热邪，认为只有心热才能引起抽搐。"身反折强直"是肝阳上亢，化火生风以致心热而出现的颈项强直，角弓反张。此条阐述了目连眨、直视及抽搐的病机与治则。小儿肝强脾弱，水不涵木，柔不济刚，故不论新病久病，皆易引动肝风。轻者肝风上扰则目连眨，肝热则目直视；重则心肝俱热，风火相搏而发搐。未搐之时，治当补肾泻肝；已搐之后，治当泻肝清心。补肾可用地黄丸，泻肝可用泻青丸，清心可用导赤散。

惊痫发搐

男发搐，目左视无声，右视有声。女发搐，目右视无声，左视有声。相胜故也，更有发时证。

【点评】钱氏认为："左肝右肺，肝木肺金。男目右视，肺胜肝也，金来刑木，二脏相战，故有声也……假使女发搐，目左视，肺之胜肝"。但不能迂拘，应以发作时的证候为依据。古人认为"男左女右，男阳女阴"。本条应是以此来判断惊痫发搐的虚实，虚则无声，实则有声。

早晨发搐

因潮热，寅、卯、辰时身体壮热，目上视，手足动摇，口内生热涎，项颈急。此肝旺，当补肾治肝也。补肾，地黄丸；治肝，泻青丸主之。

【点评】此下4篇，以发搐之时刻分属肝、心、肺、肾。以寅、卯、辰时属木，巳、午、未时属火，申、酉、戌时属金，亥、子、丑时属水而言，虽有是理，然未免有穿凿附会之弊，不可拘泥。此条叙述肝旺肾虚，早晨发搐的证治。早晨寅、卯、辰时系肝气当旺之时，此时发搐，目上视，手足动摇，项颈急，身体壮热，口内热涎，是肾水亏，肝火旺之症，故治当泻肝火、滋肾水。泻肝火用泻青丸，补肾阴用地黄丸。

日午发搐

因潮热，巳、午、未时发搐，心神惊悸，目上视，白睛赤色，牙关紧，口内涎，手足动摇。此心旺也，当补肝治心。治心，导赤散、凉惊丸；补肝，地黄丸主之。

【点评】此条阐述了心火旺而肝阴虚之日午发搐的证治。日中巳、午、未时系心气当旺之时，此时发搐，心神惊悸，目上视，白睛赤，牙关紧，手足动摇，口内流涎，是心火旺而肝阴虚，当泻心火，补肝阴。泻心火用导赤散、凉惊丸，补肝阴用地黄丸。

日晚发搐

因潮热，申、酉、戌时不甚搐而喘，目微斜视，身体似热，睡露睛，手足冷，大便淡黄水。是肺旺，当补脾治心肝。补脾，益黄散；治肝，泻青丸；治心，导赤散主之。

【点评】此条阐述了肺虚而又兼心肝实热之日晚发搐的证治。申、酉、戌时系肺气当旺之时，病不见实而见虚。不甚搐而喘，目微斜视，身体似热，睡露睛，手足冷，大便淡黄水，是肺脾虚寒之象，应用补脾益肺的方法治疗，如兼见肝热、心热者，则兼泻肝热或心火。脾虚予以补脾益黄散，肝旺则用泻青丸，心热选导赤散。

夜间发搐

因潮热，亥、子、丑时不甚搐，而卧不稳，身体温壮，目睛紧，斜视，喉中有痰，大便银褐色，乳食不消，多睡，不纳津液，当补脾治心。补脾，益黄散；治心，导赤散、凉惊丸主之。

【点评】《素问·四气调神大论》《素问·六微旨大论》等篇把人的一生分为生、长、壮、老、已，把一年分为生、长、化、收、藏，把一日分为鸡鸣、平旦、日中、合夜；认为肝主春生，心主夏长，肺主秋收，肾主冬藏，脾旺于四季。钱乙则从发搐的时间以及所主的证候来推断相关脏腑病变，以 3～9 时，9～15 时，15～21 时，21～3 时，来分述发搐的发作时间，并分为主肝、心、肺、肾四脏，没有脾所主，因脾旺于四时而主慢脾惊。此条当肾脾两虚兼心肝火旺，补脾宜益黄散，以后天补先天；泻心予以导赤散；清肝则以凉惊丸主之。

伤风后发搐

伤风后得之，口中气出热，呵欠顿闷，手足动摇，当发散，大青膏主之。小儿生本怯者，多此病也。

【点评】小儿稚阴未充，腠理不密，又真元薄弱，伤风身热，引动气火上升，发为惊搐，此为伤风后之变证，可谓感冒夹惊，急以大青膏平肝潜阳、息风止痉。若小儿禀赋不足，元阴素薄，阴不涵阳，气火燔灼，更易致搐，临床应高度重视。

伤食后发搐

伤食后得之，身体温，多唾多睡，或吐不思食而食而发搐，当先定搐，搐退，白饼子下之，后服安神丸。

【点评】此条叙述了小儿伤食后发搐的证治。小儿脾常不足，易为饮食所伤，脾伤失运，壅滞不通，故见食积发热；脾主涎，故多唾；脾主困，故多睡；脾胃升降失常，故呕吐不思饮食；胃家实热犯及神明而发搐。治疗当缓则治本，急则治标，标本兼治。解痉、消积、安神，先定其搐；再用白饼子消食下之；继服安神丸以宁心安神。

百日内发搐

真者，不过三二次必死。假者，发频不为重。真者，内生惊痫。假者，外伤风冷。盖血气未实，不能胜任，乃发搐也。欲知假者，口中气出热也。治之可发散，大青膏主之，及用涂囟、浴体法。

【点评】囟，指囟门。百日内发搐，指百日内的婴幼儿出现抽搐。此条阐述了百日内婴儿发生惊搐须辨真假，这里的"真"发搐应包括西医儿科学中的实质性颅内神经性病变，如感染性脑病、新生儿缺氧缺血性脑病、化脓性脑膜炎、结核性脑膜炎、肿瘤、脑发育不全、癫痫等，多为内因所致，病势危笃，大都因胎中受患，先天为主，颅脑有损，故预后不良；"假"发搐则包括西医儿科学中的非实质性颅外病变，如维生素缺乏性手足搐搦症、感冒夹惊等，常因气血不足或外感风邪化热而发搐，可用大青膏主治，辅以涂囟法、浴体法外用。警示百日内婴幼儿抽搐应详细辨别其证，明确预后，无论轻重都应积极予以内外合治。

急惊

因闻大声或大惊而发搐，发过则如故，此无阴也。当下，利惊丸主之。

小儿急惊者，本因热生于心，身热而赤引饮，口中气热，大小便黄赤，剧则搐也。盖热盛则风生，风属肝，此阳盛阴虚也，故利惊丸主之，以除其痰热。不可与巴豆及温药大下之，恐搐①，虚热不消也。小儿热痰客于心胃，因闻声非常，则动而惊搐矣。若热极，虽不因闻声及惊，亦自发搐。

【点评】此条叙述了小儿急惊风的病因、症状及治法、方剂。指出小儿急惊病因常见有三：其一，热生于心，邪郁化火，热甚

---

① 搐：聚真本作"蓄"。

风生，风火相煽；其二，痰火炽盛，痰盛生风；其三，小儿素体神气怯弱，易闻异声及异物而惊恐，惊则气乱，气动火生而发抽搐。其病位在心、肝，若单因惊恐而至发搐，一般搐不甚，发后即如故，可不必治。若见身热面赤，口渴欲饮，口中气热，大便黄，小便赤，剧则惊搐，是心火亢、肝风动、痰热阻之惊搐，可用利惊丸下之，使痰热除、心火降、肝风平而惊搐定。不可用巴豆及其他温药下之，恐助其热而竭其阴。此条所详述的惊恐致搐，更应遵循治疗大法，切不可断章取义，本末倒置。

慢惊

因病后或吐泻，脾胃虚损，遍身冷，口鼻气出亦冷，手足时瘛疭，昏睡，睡露睛，此无阳也，栝蒌汤主之。

凡急慢惊，阴阳异证，切宜辨而治之。急惊合凉泻，慢惊合温补。世间俗方，多不分别，误小儿甚多。又小儿伤于风冷，病吐泻，医谓脾虚，以温补之；不已，复以凉药治之；又不已，谓之本伤风，医乱攻之。因脾气即虚，内不能散，外不能解，至十余日，其证多睡露睛，身温。风在脾胃，故大便不聚而为泻，当去脾间风，风退则利止，宣风散主之，后用使君子丸补其胃。亦有诸吐利久不差者。脾虚生风而成慢惊。

【点评】此条主要叙述了小儿慢惊风的成因、症状、治则及遣方用药，并明确提出临诊要详细辨别急、慢惊风。总结出急惊属实热阳证，慢惊则为虚寒阴证；急惊治以凉泻，慢惊治以温补。

如未辨寒热虚实即遣方用药，则易致病情迁延，成慢惊之候。这是钱氏的又一贡献。

五痫

凡治五痫，皆随脏治之。每脏各有一兽，并[①]五色丸治其病也。

犬痫：反折，上窜，犬叫，肝也。

羊痫：目瞪，吐舌，羊叫，心也。

牛痫：目直视，腹满，牛叫，脾也。

鸡痫：惊跳反折，手纵，鸡叫，肺也。

猪痫：如尸吐沫，猪叫，肾也。

五痫重者死，病后甚者亦死。

【点评】钱乙多以脏腑辨证诊病，此条叙述了五脏之痫。以发作时的症状及口中发出的类似家畜的不同叫声来区分五脏之痫。如犬痫，口中发出像狗一样的叫声，伴见身体僵直、角弓反张、眼睛上视，病在肝；羊痫，口中发出像羊一样的叫声，伴见眼睛睁大直视发呆、吐弄舌头，病在心；牛痫，口中发出像牛一样的叫声，伴见眼睛望着前方而转动不灵活、腹部胀满，病在脾；鸡痫，口中发出像鸡鸣一样的声音，伴见轻微惊吓就会出现跳动的剧烈反应，身体僵直，角弓反张，手脚抽筋，病在肺；猪痫，口中发出像猪叫一样的声音，伴见身体躺卧不动如同死尸一般，嘴

---

① 并：并列，引申为对应。

里吐涎沫，病在肾。以此分别为某一脏之病，并以五色丸主之。同时指出若痫证发作频繁，愈发愈重，则预后不良，为后世医家辨治痫病提供了独特思路。

疮疹候

面燥腮赤，目胞亦赤，呵欠顿闷，乍凉乍热，咳嗽嚏喷，手足梢冷，夜卧惊悸，多睡，并疮疹证，此天行之病也。惟用温凉药治之，不可妄下及妄攻发。受风冷，五脏各有一证：肝脏水疱，肺脏脓疱，心脏斑，脾脏疹，归肾变黑。

【点评】此条叙述疮疹初起证候及治疗的忌宜，是我国现存最早描述麻疹证候的条文。此处疮疹除"疮"指天花、"疹"指麻疹，尚包括其他以发疹为特征的急性传染病。

麻疹是一种传染病，风温疫毒外袭人体，并从口鼻而入，因此肺胃首当其冲。肺受风热邪毒则咳嗽喷嚏，胃热则面燥腮赤呵欠，肝热则目赤，心肝热则惊悸，脾热则多睡。阳气被遏，故手足梢冷。这是麻疹初起的常见证候。麻疹与天花的治疗原则一样，宜用温凉药治之。温则能疏散邪毒而使之外出，凉则能清热以解邪毒。一散一清，其病可愈。但不得妄下妄攻，妄下则虚其里，每致邪毒内陷；妄发则虚其表，愈增毒热。另外，在护理方面，不应使患儿受冷，因为麻疹与天花皆以发散为主，宜宣透不宜遏抑，若风冷外束，发散不透，则变证蜂起，易致不治，所以应注意。

此条还叙述了疮疹之五脏分证。疮疹若见水疱则属肝，若见脓疱则属肺，若发斑则属心，若发疹则属脾，若疮疹焦黑枯瘘则属肾。临诊可参考其他证候鉴别之。

惟斑疹病后，或发痫，余疮难发痫矣，木胜脾，木归心故也。若凉惊，用凉惊丸；温惊，用粉红丸。

【点评】此段叙述斑疹病后易发痫，余疮（如麻疹、天花、水痘等）则不易发痫。这是因为斑疹属心，心神受累故易发痫。若心肝之火亢盛而致惊痫，需以凉解，可用凉惊丸清心醒神、凉肝息风；若热不甚而痰盛者，可用粉红丸，亦名温惊丸。

小儿在胎十月，食五脏血秽，生下则其毒当出，故疮疹之状，皆五脏之液。

肝主泪，肺主涕，心主血，脾为裹血。其疮出有五名：肝为水疱，以泪出如水，其色青小；肺为脓疱，以涕稠浊，色白而大；心为斑，主心血，色赤而小，次于水疱；脾为疹，小次斑疮，其主裹血，故赤色黄浅也。涕泪出多，故脓疱、水疱皆大。血营于内，所出不多，故斑疹皆小也。病疱者，涕泪俱少，譬胞中容水，水去则瘦故也。

【点评】以上叙述疮疹的成因及病在肝、肺、心、脾四脏的鉴别。古人认为小儿疮疹因在母腹中感受胎毒而成。钱氏分别四证各出一脏，"肝为水疱，以泪出如水，其色青小"，即今之水痘；"肺为脓疱，以涕稠浊，色白而大"，即指天花；"心为斑，主心血，色赤而小，次于水疱"，即今之斑疹；"脾为疹，小次斑疮，其主裹血，故赤色黄浅也"，即今之麻疹。可见钱氏所论之疮疹实际包括天花、麻疹、水痘、风痧、奶麻、烂喉丹痧等以发疹为主要特征的小儿急性传染病。

始发潮热三日以上，热运入皮肤，即发疮疹，而不甚多者，热留肤腠之间故也。潮热随脏出，如早食潮热不已，为水疱之类也。

【点评】此条叙述疮疹初起，皮肤出疹、出痘的病机。麻、痘初起，始发潮热，三日以后皮肤出现疹点或水疱，随潮热而由少到多，波及周身。

疮疹始发之时，五脏证见，惟肾无候，但见平证，耳尻凉，耳凉是也。尻耳俱属于肾，其居北方，主冷也。若疮黑陷，而耳尻反热者，为逆也。若用百祥丸、牛李膏各三服不愈者，死病也。

【点评】痘疹始出之前，身必发热，耳凉、尻骨凉是肾不受热之征，是谓肾候。若痘疹黑陷而耳、尻骨皆热，则肾热炽，相火燔，是谓逆候。因为尻骨、耳属肾，肾在方位属北，北方主冷，故以尻骨、耳凉为顺，热为逆。痘疹之发热，热而不可太过，过炽则预后差，可用百祥丸、牛李膏救治之，若无效则病危矣。

凡疮疹若出，辨视轻重。若一发便出尽者，必重也；疮夹疹者，半轻半重也；出稀者轻，里外微红者轻；外黑里赤者，微重也；外白里黑者，大重也；疮端里黑点如针孔者，势剧也；青干紫陷，昏睡，汗出不止，烦躁热渴，腹胀，啼喘，大小便不通者，困也。

凡疮疹当乳母慎口，不可令饥及受风冷。必归肾而变黑，难治也。

【点评】以上从疮疹发出后稀密、颜色及症状等方面来辨别其轻重以及发疹时护理方面之注意点。

有大热者，当利小便；有小热者，宜解毒。若黑紫干陷者，百祥丸下之；不黑者，慎勿下。更看时月轻重，大抵疮疹属阳，出则为顺。故春夏病为顺，秋冬病为逆。冬月肾旺，又盛寒，病多归肾变黑。又当辨春脓疱、夏黑陷、秋斑子、冬疹子，亦不顺也。虽重病，犹十活四五。黑者无问何时，十难救一。其候或寒战噤牙①，或身黄肿紫，宜急以百祥丸下之。复恶寒不已，身冷出汗，耳尻反热者，死病也。何以然？肾气大旺，脾虚不能制故也。下后身热气温，欲饮水者可治。以脾土胜肾，寒去而温热也，治之宜解毒，不可妄下，妄下则内虚，多归于肾，若能食而痂头焦起，或未黑而喘实者，可下之。身热烦渴，腹满而喘，大小便涩，面赤闷乱，大吐，此当利小便。不差者，宜风散下之。若五七日痂不焦，是内发热，热气蒸于皮中，故疮不得焦痂也。宜宣风散导之，用生犀磨汁解之，使热不生，必著痂矣。

【点评】上段叙述疮疹的治则、有关方药的运用及判断预后标准。

疮疹由内相胜也，惟斑疹能作搐。疹为脾所生，脾虚而肝旺乘之。木来胜土，热气相击，动于心神，心喜为热，神气不安，因搐成痫。斑子为心所生，心生热，热则生风，风属于肝，二脏相搏，风火相争，故发搐也。治之当泻心肝，补其母，栝蒌汤主之。

---

① 寒战噤牙：原脱，据聚真本补。

【点评】上段叙述斑疹发搐的原因。钱氏认为疹为脾土所生，脾虚而肝旺乘之，木来克土，热气相搏，扰动心神，神气不安，因而发搐成痫。斑为心所主，心主热，热则生风，风属于肝，二脏相搏，风火相争，故发搐也。治之当泻心肝之热以息其风，热清再顾其虚，可用虚则补其母的方法。栝楼汤凉润清热，醒神定搐，以治惊搐。

疮黑而忽泻，便脓血并痂皮者，顺。水谷不消者，逆。何以然？且疮黑属肾，脾气本强，或旧服补脾药，脾气得实，肾虽用事，脾可制之。今疮入腹为脓血及连痂皮得出，是脾强肾退，即病出而安也。米谷及泻乳不化者，是脾虚不能制肾，故自泄也，此必难治。

【点评】上段以脾胃之气的强弱及邪毒有无出路来辨别疮黑的两种不同转归。疮疹归肾，色变紫黑，为难治之证。但如果泻脓血者，是热毒得泻，脾气得实，故可转逆为顺。若泄泻而水谷、乳汁不消，是脾虚不能制肾，邪毒内陷，胃气消亡，为难治之证。

伤风

昏睡，口中气热，呵欠，顿闷，当发散，与大青膏。解不散，有下证①，当下，大黄丸主之。大饮水不止而善食者，可微下②，余不可下也。

---

① 有下证：即见有腹胀满拒按、大便秘结、舌苔黄腻等症
② 可微下：当有汗后身热不退、腹胀、大便秘结等胃实热症。

【点评】此条阐述了小儿感冒夹惊、夹滞之证治。病因外感伤风，症见昏睡、口中气热、呵欠猝然闷绝，故选用治疗小儿热盛生风，欲为惊搐，口中气热之大青膏以疏表散邪、除热愈惊。若病不愈且有下证，可用大黄丸。若大渴饮水不止而善食者，是胃家热甚，可微下之，其余则不可下。因小儿脏腑未充，不见内实确证，不宜轻用攻下药。可见钱氏临证析理入微，证治缜密。

伤风手足冷

脾脏怯也，当和脾，后发散。和脾，益黄散；发散，大青膏主之。

【点评】小儿脾常不足，外感伤风，本当身热，今反手足冷，是素体脾虚，中阳不振为之。脾主四肢，阳气不能数布于四肢，故手足冷，治当扶正祛邪，故钱氏提出治应当先和暖脾阳，然后发散风邪。和暖脾阳可用益黄散，发散风邪可用大青膏。

伤风自利

脾脏虚怯也，当补脾，益黄散。发散，大青膏主之。未差，调中丸主之。有下证，大黄丸下之，下后服温惊丸。

【点评】此条进一步阐述了小儿感冒夹滞之虚证。伤风自利因脾虚之故，症见感冒，兼见大便自利，可知脾土虚寒，故用益黄散行理气温涩之法；发散仍可用大青膏；若未愈，则用调中丸温补中宫；若有腹部胀满拒按，大便秘结，舌苔黄腻等脾胃积滞等下症，可用大黄丸下之，下后服温惊丸。

伤风腹胀

脾脏虚也，当补脾。必不喘后发散，仍补脾也。去胀，塌气丸主之。发散，大青膏主之。

【点评】此条外感伤风，又伴见腹胀，系表里同病，外感兼夹食滞之证。小儿腹胀或因食积不化，或因疳证而肚腹虚胀。脾肺为母子关系，脾虚则肺气馁而外邪易袭，运化薄则食易滞，中满则因脾虚肺馁作喘。脾气虚弱、肝木乘侮，故治以疏风解表，佐运脾消积为法，选用塌气丸温脾以振中阳，息风以平肝木之横逆。

伤风兼脏

兼心则惊悸。兼肺则闷乱，喘息，哽气，长出气，嗽。兼肾则畏明①。各随补母，脏虚见故也。

【点评】此条阐述了小儿感冒兼他脏虚的见症。如伤风而又兼

---

① 畏明：为先天不足，肾精亏损，目不得养而风邪外袭所致。

心虚则现惊悸，因心主惊之故；如兼肺虚则见闷乱、喘息、哽气、长出气、咳嗽，因肺司呼吸又主皮毛，风寒风热之邪或从皮毛而入，或从口鼻而入，均影响于肺。尤其小儿肺脏娇弱，肌腠不密，故更易感邪。如兼肾虚则目不得养而畏明，宜补肾阴。钱氏重视脏腑辨证，明晰脏腑间传变规律。上述诸症均以"虚则补其母"的方法治疗，钱氏认为脏气虚而外感，应以虚则补母，实则泻子的治法。按临床治则应先标后本，或标本兼顾为治。

伤风下后余热

以药下之太过，胃中虚热，饮水无力也。当生胃中津液，多服白术散。

【点评】此条阐述了小儿感冒过用寒凉之品下之，而致胃中虚热的证治。小儿感冒下之太过则胃中虚热而见饮水无力之症，下后胃津受伤，虽有余热，也是虚热，故饮水无力，不宜再投凉剂。钱氏所用白术散扶脾而生津液，合芳香之气以宣散之，是平补中土、甘温除热之良剂。

伤寒疮疹同异

伤寒，男体重，面黄；女面赤，喘急，憎寒。各口中气热，呵欠顿闷，项急也。疮疹则腮赤燥，多喷嚏，悸动昏倦，四肢冷也。伤寒当发散之。治疮疹，行温平，有大热者，解毒。余见前说。

【点评】此条阐述了伤寒与疮疹的诊治异同。伤寒和疮疹初起都有发热证候，外证相似，分辨伤寒和疮疹的异同十分必要。伤寒之热自表而入，又因素体体质不同而症亦有异。肥人多湿体重，脾虚湿盛，感邪后可见面黄；寒郁化热则憎寒；阳明热盛则面赤；闭阻肺气则喘息，且均可见呵欠顿闷，口中气热。疮疹之热自里而出，腮赤是肝肾之热外蒸之象；肺主皮毛，开窍于鼻，邪毒外泄则喷嚏；邪热入厥阴则悸动昏倦；热郁不伸，故四肢冷。故治伤寒当发散之，治疮疹当用温凉药治之，有大热当解毒。

初生三日内吐泻壮热

不思乳食，大便乳食不消或白色，是伤食，当下之，后和胃。下用白饼子，和胃用益黄散主之。

【点评】此条阐述了小儿伤乳吐泻的内、外治法。小儿出生后三日见吐泻壮热、不思食、大便乳食不消化，此为乳滞所致。故宜先用白饼子下之，所谓通因通用以消乳积；下后再用益黄散和胃。若中虚无消化之力，而见大便色白，当温补脾阳，不可用下。

初生三日以上至十日吐泻身温凉

不思乳食，大便青白色，乳食不消，此上实下虚也。更有兼见证：肺，睡露睛，喘气。心，惊悸，饮水。脾，困倦，饶①睡。肝，呵欠，顿闷。肾，不语，畏明。

当泻，见儿兼脏，补脾，益黄散主之。此二证，多病于秋夏也。

【点评】此条阐述了乳儿吐泻的证治。小儿脾常不足，夏秋季节，湿热当令，湿热郁蒸，若不慎调护，则内为乳食所伤，外受湿热所侵，脾胃虚弱，中阳被困，升降之机失调则见不思乳食，大便青白色，乳食不消。秋燥夏酷，乳儿易感、易变，钱氏以脏腑辨证提出当令，病常累及他脏。及肺则肺气虚弱，症见睡卧露睛，气短喘息；及心则心气虚，症见惊悸不安，口渴喜饮；及脾则脾气虚，症见神形困倦，多睡；及肝则肝虚，症见呵欠而神气不足；及肾则肾虚，症见两目羞明、神萎不啼。治当兼泻兼见之脏，补脾宜用益黄散。并指出吐泻二症常见于夏秋两季。

初生下吐

初生下，拭掠儿口中秽恶不尽，咽入喉中故吐，木瓜丸主之。凡

---

① 饶：多。

初生，急须拭掠口中令净，若啼声一发则咽下，多生诸病。

【点评】此条阐述了新生儿拭口的重要性。婴儿刚出生时，应将其口腔中的污物擦拭干净，如不及时清除而误入咽喉，就会引起呕吐，可用木瓜丸治疗。凡是婴儿刚从母腹中娩出，就应及时将其口腔中的污物清除干净，否则婴儿一开始哭啼时污物就会被吞咽下去，这样就会导致多种疾病的发生。

伤风吐泻身温

乍凉乍热，睡多气粗，大便黄白色，呕吐，乳食不消，时咳嗽，更有五脏兼见证，当煎入脏君臣药，化大青膏，后服益黄散。如先曾下，或无下证，慎不可下也。此乃脾肺受寒，不能入脾也。

【点评】此条阐述了脾胃受寒所致的上吐下泻证治，不可将其误认为是伤食所致而滥用攻下法，以免中气受损而更虚。乍凉乍热、睡多气粗、呕吐、咳嗽诸症，虽属热像，但大便黄白色，吐乳不消，则可知脾胃虚寒。病因外感风邪，里有虚寒，故宜大青膏发散之，益黄散温补之。如已用下法，或无可下之证，则不能再下，因为病已上吐下泻，中气受损，误下则攻伐太过，里虚更甚，易生他变。病因脾肺受寒而致不能食，所以不能误认为伤食而攻下之。

伤风吐泻身热

多睡，能食乳，饮水不止，吐痰，大便黄水，此为胃虚热渴吐泻也。当生胃中津液，以止其渴，止后用发散药。止渴，多服白术散。发散，大青膏主之。

【点评】此条叙述伤风兼胃虚热渴吐泻之症状与治法。李东垣将白术散收入《脾胃论》中，《保婴撮要》中有 49 种病症选用此方。吐泻之后，脾胃俱伤，津液耗损，热甚而渴饮不止；脾阳不振，湿浊中阻，故多睡吐痰，可用白术散生津止渴，补脾止泻。渴泻止后，用大青膏发散在表之邪。此也是先里后表之法。

伤风吐泻身凉

吐沫，泻青白色，闷乱不渴，哽气，长出气，睡露睛，此伤风荏苒①轻怯，因成吐泻，当补脾，后发散。补脾，益黄散；发散，大青膏主之。此二证，多病于春冬也。

【点评】此条阐述了伤风兼虚寒性吐泻的症状与治法。身凉不热，上则吐沫，下则下利清白，不渴，睡露睛，都是虚寒见症，故用益黄散补脾。益黄散又名补脾散，为钱乙用来治疗脾胃虚弱

———————

① 荏苒：时间渐渐逝去。

及脾疳腹大身瘦之主方，现可用于治疗慢性腹泻或厌食患儿。大青膏则发散之。

风温潮热壮热相似

潮热者，时间①发热，过时即退，来日依时发热，此欲发惊也。壮热者，一向热而不已，甚则发惊痫也。风热者，身热而口中气热，有风证。温壮者，但温而不热也。

【点评】此条阐述了潮热、壮热、风热（外感发热）三者的鉴别以及"温壮"的含义。钱氏提出小儿发热的辨证方法，虽同是发热，但热型与性质不同，当辨清发热的表里虚实。潮热是发热按时而来，过时即退，如潮水之有期，这是发惊的先兆；壮热是高热持续不退，严重时可发为惊痫；风热是外感后发热，故兼有外感表证；温壮是指肢体微热，而热象并不明显的发热现象。

肾怯失音相似

病吐泻及大病后，虽有声而不能言，又能咽药，此非失音，为肾怯，不能上接于阳故也。当补肾，地黄丸主之。失音乃猝病耳。

【点评】此条阐述了小儿因肾虚而不能言的证治，并与失音不

---

① 时间：《幼幼新书》卷十四《壮热第二》引本书作"未晚间"。

能出声进行鉴别。失音是指神清而声音嘶哑，甚至不能发出声音的症状，中医学称"暴喑"，如"金破则不鸣"即是病后伤津耗液，肾气亏损，阴虚火旺，煎熬肺阴所致。钱氏将大病后失语与失音进行区别，提出此类病后可发声，且吞咽功能无障碍却不能言语的，应称之为"肾怯"，病机亦为肾虚不能上济心阳，宜补肾阴，用地黄丸治之。

黄相似

身、皮、目皆黄者，黄病也。身痛，膊①背强，大小便涩，一身尽黄，面目指爪皆黄，小便如屋尘色，看②物皆黄，渴者难治，此黄疸也。二证多病于大病后。别有一证③，不因病后，身微黄者，胃热也。大人亦同。又有面黄、腹大、食土、渴者，脾疳也。又有自生而身黄者，胎疸也。古书云：诸疸皆热，色深黄者是也；若淡黄兼白者，胃怯、胃不和也。

【点评】本条阐述了小儿色黄病证的辨证，指出黄病、黄疸、脾疳、胎疸症状、病机的异同。归纳为两类：一类是湿热性黄疸，包括黄病、黄疸、胎疸，其身目皆黄；另一类是虚黄，包括胃热、胃怯、脾疳，其身虽发黄而目不黄。

---

① 膊：肩甲、肩膀。
② 看：笺正本作"着"。
③ 证：聚珍本此下有"生下百日及半年"7字。

夏秋吐泻

五月二十五日以后吐泻，身壮热，此热也。小儿脏腑，十分中九分热也。或因伤热乳食，吐乳不消，泻深黄色，玉露散主之。

六月十五日以后吐泻，身温似热，脏腑六分热四分冷也。吐呕，乳食不消，泻黄白色，似渴，或食乳或不食乳。食前少服益黄散，食后多服玉露散。

七月七日以后吐泻，身温凉，三分热七分冷也。不能食乳，多似睡，闷乱哽气，长出气，睡露睛，唇白多哕，欲大便，不渴。食前多服益黄散，食后少服玉露散。

八月十五日以后吐泻，身冷，无阳也。不能食乳，干哕，泻青褐水。当补脾，益黄散主之，不可下也。

【点评】此条阐述了夏秋不同季节吐泻的辨证思路，大凡不外"用寒远寒，用热远热"之意。钱氏权衡小儿最易出现吐泻的夏秋季节，如五月二十五、六月十五、七月七日、八月十五的变化，是从节气时令来推测脏腑寒热错杂的相互关系，说明气候变化对脾胃的影响。虽然病证相同，但季节不同则用药亦不同。

吐乳

吐乳、泻黄，伤热乳也；吐乳、泻青，伤冷乳也。皆当下。

【点评】本条阐述了吐乳兼泻的辨证。吐乳兼便稀色黄，则是伤热乳之故；吐乳便稀色青，则是伤冷乳之故。所谓热伤者，应指母之乳汁性热，多因乳母在炎暑烈日下劳动或久行后，立即给婴儿哺乳；或乳母过食辛辣之品；或乳母罹患热病。所谓伤冷乳食者，系指母之乳汁过冷，多因乳母衣衫单薄，或天寒地冻，乳汁未温；或因乳母过食寒凉之品。二者均可致吐乳兼泻，而应以调整乳母起居饮食为主，且均可以下为法。此处"当下"应理解为前者宜凉下，后者宜温下，则小儿吐乳能愈，此所谓"通因通用"之法。

虚羸

脾胃不和，不能食乳，致肌瘦。亦因大病或吐泻后，脾胃尚弱，不能传化谷气也。有冷者，时时下利，唇口青白；有热者，温壮身热，肌肉微黄。此冷热虚羸也。冷者，木香丸主之。夏月不可服，如有证则少服之。热者，胡黄连丸主之。冬月不可服，如有证则少服之。

【点评】此条阐述了虚羸的病因、辨证及治疗方药。中医形容体虚病人是"虚羸少气"。其实"虚羸"是一种泛指，包含气虚、血虚、气血两虚、阴虚、阳虚、阴阳俱虚等。小儿虚羸，总因脾胃不和，或大病后、吐泻后脾胃之气尚弱，不能传化谷气而成，但有冷热之别，这就需要临床辨证。论中木香丸、胡黄连丸为治疳积之方，钱氏则用治虚羸，由此可认为虚羸与疳积病机相同，仅程度有所不同，虚赢每致疳积，疳积必现虚赢，故可同治。

咳嗽

夫嗽者，肺感微寒。八九月间，肺气大旺，病嗽者，其病必实，非久病也。其证面赤、痰盛、身热，法当以葶苈丸下之。若久者，不可下也。十一月、十二月嗽者，乃伤风嗽也。风从背脊第三椎肺俞穴入也，当以麻黄汤汗之。有热证，面赤，饮水涎热，咽喉不利者，宜兼甘桔汤治之。若五七日间，其证身热、痰盛、唾黏者，以褊银丸下之。有肺盛者，咳而后喘，面肿，欲饮水，有不饮水者，其身即热，以泻白散泻之。若伤风咳嗽五七日，无热证而但嗽者，亦葶苈丸下之，后用化痰药。有肺虚者，咳而哽气，时时长出气，喉中有声，此久病也，以阿胶散补之。痰盛者，先实脾，后以褊银丸微下之，涎退即补肺。补肺如上法。有嗽而吐水，或青绿水者，以百祥丸下之。有嗽而吐痰涎、乳食者，以白饼子下之。有嗽而咯脓血者，乃肺热，食后服甘桔汤。久嗽者，肺亡津液，阿胶散补之。咳而痰实不甚，喘而面赤，时饮水者，可褊银丸下之。治嗽大法：盛即下之，久即补之，更量虚实，以意增损。

【点评】此条较为详细地阐述了小儿咳嗽的辨证论治。钱氏认为，咳嗽一证首当辨其虚实。新病多实，久病多虚；治嗽大法，盛即下之，久则补之；若久病痰盛又见肺虚，则宜先实脾后微下，痰涎退即补肺，是为要领。

诸疳

疳在内，目肿，腹胀，利色无常，或沫青白，渐瘦弱，此冷证也。

【点评】此条叙述了疳疾虚寒的内在证候。脾主运化，运化失司，积滞于中，故腹胀；脾阳不振，则大便下利，利无常色或便下青白泡沫；脾主肌肉，脾虚不能运化水谷，水谷精微不能吸收，饮食不充肌肤，故形体渐消瘦；目胞属脾，脾虚湿停则目胞肿，可用木香丸。

疳在外，鼻下赤烂，自揉①，鼻头上有疮不着痂，渐绕耳生疮。治鼻疮烂，兰香散。诸疮，白粉散主之。

【点评】此条叙述了疳疾湿热在外部的证候表现。鼻部属脾，肺开窍于鼻，脾胃热炽，故鼻头上有疮，不易结痂，或绕耳际生疮，痛痒流水，此属少阳湿热外泄之象。证虽见于外，但诸经蕴热在里，故除用兰香散、白粉散止痒杀虫以治其外，尚需配合内服药以治其内，可服胡黄连丸。

肝疳，白膜遮睛，当补肝，地黄丸主之。
心疳，面黄颊赤，身壮热，当补心，安神丸主之。
脾疳，体黄腹大，食泥土，当补脾，益黄散主之。

---

① 自揉：聚珍本作"目躁"。

肾疳，极瘦，身有疮疥，当补肾，地黄丸主之。

筋疳，泻血而瘦，当补肝，地黄丸主之。

肺疳，气喘，口鼻生疮，当补脾肺，益黄散主之。

骨疳，喜卧冷地，当补肾，地黄丸主之。

诸疳，皆依本脏补其母，及与治疳药，冷则木香丸，热则胡黄连丸主之。

【点评】疳证分五脏，故有五疳之称。

肝疳又名筋疳，证见头发竖立，面目、爪甲色青，两目多泪，隐色难睁，甚则白膜遮睛，摇头揉目。钱氏以补肝为主，用地黄丸。

心疳又名惊疳，证见惊悸不安，浑身发热，颊赤唇红，口舌生疮，咬牙弄舌，睡喜俯卧，盗汗烦渴等。钱氏治以补心的安神丸为主。

脾疳又名肥疳，证见面黄肌瘦，时发潮热，困倦嗜卧，心下痞硬，乳食懒进，嗜食泥土，肚大坚硬，腹痛下蛔，头大颈细，发稀作穗，时或吐泻，口干烦渴，大便腥黏，尿如米汤。钱氏治以补脾的益黄散为主。

肾疳又名骨疳，证见面色黧黑，耳焦脑热，齿龈出血，足冷如冰，肌骨消瘦，身有疮疥，腹痛泄泻，寒热无时。钱氏治以补肾地黄丸为主。

筋疳即肝疳，证见泻血而瘦，肝藏血，脾统诸经之血，肝脾有伤，营卫虚损，故血失常道而妄行。钱氏主用补肝之法，方用地黄丸。

肺疳又名气疳，证见皮肤干燥，毛发焦枯，面色㿠白，咳嗽气喘，憎寒发热，咽喉不利，口鼻生疮，常流清涕。钱氏治以补肺脾为主，方用益黄散。

骨疳即肾疳，喜卧冷地，是肾虚而骨蒸内热之候，故用地黄丸以滋阴清热。

疳证分五脏，钱氏则根据本脏补母之法来治疗，而五脏母子的区分是以五行相生来划分的。治冷用木香丸，治热用胡黄连丸。

疳皆脾胃病，亡津液之所作也。因大病或吐泻后，以药吐下，致脾胃虚弱亡津液。且小儿病疳，皆愚医之所坏病。假如潮热，是一脏虚一脏实，而内发虚热也。法当补母而泻本脏则愈。假令日中发潮热，是心虚热也。肝为心母，则宜先补肝，肝实而后泻心，心得母气则内平，而潮热愈也。医见潮热，妄谓其实，乃以大黄、牙硝辈诸冷药利之。利既多矣，不能禁约而津液内亡，即成疳也。又有病癖，其疾发作，寒热饮水，胁下有形硬痛。治癖之法，当渐消磨，医反以巴豆、硇砂辈下之。小儿易虚易实，下之既过，胃中津液耗损，渐令疳瘦。

【点评】上段阐述了疳证的病位及病因，并以潮热、病癖为例说明疳证的成因。疳病的病位主要在脾胃，病由伤津液而致。久病、大病或吐泻之后，脾胃已虚，又经医生误下、误吐，吐下太过，脾胃虚弱益甚，津液内亡，因而成疳。如潮热，其病机是一脏虚一脏实，治疗当补母脏而泻本脏。假如日中发潮热（日中为心经当令之时）是心虚热。肝为心母，则宜先补肝（可用地黄丸），肝实后可以泻心热（可用泻心汤、导赤散），这样心得母气，母能令子实，心虚可复，心热可泻，潮热可平。若误认为潮热是实证而以大黄、芒硝之类苦寒药下之，泻利不能禁，津液内亡而成疳证。又如腹中病癖，见发作寒热，饮水，胁下有形、硬痛，治当渐消磨以治癖积，医反以巴豆、硇砂之类泻下药攻伐之。小儿易虚易实，下之既过，胃中津液耗损，渐令疳瘦。

又有病伤寒，五六日间有下证，以冷药下之太过，致脾胃津液少，即使引饮不止，而生热也。热气内耗，肌肉外消，他邪相干，证变诸端，因亦成疳。

【点评】上段再叙述下之太过导致脾胃虚，津液少，内热生而成疳。伤寒五六日，如出现阳明腑实证，虽可以下，但小儿易虚易实，易寒易热，苦寒泻下切勿太过，否则极易由实变虚，导致脾胃津液损耗，口渴不止，内热又生，热气内耗，肌肉外消，再加上虫、食等因，亦可成疳。

又有吐泻久病，或医妄下之，其虚益甚，津液燥损，亦能成疳。

【点评】此条复述疳证的成因。胃不伤不吐，脾不伤不泻，脾胃已伤复加误下，其虚益甚，津液耗损太过，因而成疳。

又有肥疳，即脾疳也。身瘦黄，皮干，而有疮疥。其候不一，种种异端，今略举纲纪：目涩或生白膜，唇赤，身黄干或黑，喜卧冷地，或食泥土，身有疥疮，泻青白黄沫水，水利色变，易腹满，身耳鼻皆有疮，发鬓作穗，头大项细，极瘦，饮水，皆其证也。

【点评】此条再叙肥疳（脾疳）的常见证候、病因。肥疳因恣食肥甘，饮食不节而成。由于脾胃受损，运化无力，湿从中来，故身瘦黄，易胀满，泻下清白黄沫；湿气外溢则身上耳鼻皆有疮；内有虚热故唇赤、身黄、皮干或黑、喜卧冷地；腹中有虫，故嗜食泥土异物，发成穗状；久则全身营养匮乏，出现头大、项细、极瘦、饮水等疳积证候。

大抵疳病，当辨冷热肥瘦。其初病者为肥热疳，久病者为瘦冷疳。冷者木香丸，热者胡黄连丸主之。冷热之疳，尤宜如圣丸。故小儿之脏腑柔弱，不可痛击，大下必亡津液而成疳。凡有可下，量大小虚实而下之，则不至为疳也。初病津液少者，当生胃中津液，白术散主之。惟多则妙。余见下。

【点评】此条复述疳证的病因、证候及治疗。大抵疳病当分新久冷热，初病多为肥热疳（脾疳），久病多为瘦冷疳。冷者用木香丸，热者用黄连丸，冷热夹杂之疳尤适宜用如圣丸。初病津液少者，当生胃中津液，可多服白术散。小儿脏腑柔弱，不可痛击，大下必亡津液而成疳。如有下证，应按大小虚实而下之，适可而止，不可过剂，下后再补脾，使邪去而正不伤，则不至成疳。若疳病初起，胃中津液少，口渴作泻者，可用白术散生津止渴，健脾止泻，但必须多服，方奏佳效。白术散不仅可治疳之初起，胃中津少者，还可用于治疗秋冬季节腹泻。因白术散内有藿香、葛根，可表里双解，此不同于参苓白术散。

胃气不和

面㿠白无精光，口中气冷，不思食，吐水，当补脾，益黄散主之。

【点评】此条叙述了脾胃虚寒、中气不和，以致面色㿠白、两目无神、口中气冷、不思饮食，甚则吐水，宜以益黄散温中健脾。

胃冷虚

面㿠白色，瘦弱，腹痛不思食。当补脾，益黄散主之。若下利者，调中丸主之。

【点评】本条论述脾胃虚寒性腹痛的证治。腹痛而见面色㿠白、体弱、不思食，此为胃中虚冷，气滞寒凝，当用益黄散理气暖中，其痛即解。若兼下利，则脾阳中虚，运化失常，当用调中丸补气健脾，温中散寒，痛利可止。

积痛

口中气温，面黄白，目无精光，或白睛多，及多睡，畏食，或大便酸臭者，当磨积，宜消积丸。甚者，当白饼子下之，后和胃。

【点评】此条言积痛为小儿食积腹痛，积滞内停，郁蒸化火，胃有蕴热，食积致痛，当先用攻法下之，下后再用和胃法。中有食积，因滞生热，胃有蕴热，故口中气温，脾气不运，面黄白，多睡畏食，伤食必恶食；积滞不去，故大便酸臭。此皆伤食所致大实证，故宜攻下。轻者消积丸，甚者白饼子。下后又当和胃，使积去而正不伤。

虫痛 _{虚实腹痛附}

面㿠白，心腹痛，口中^①沫及清水出，发痛有时，安虫散主之。小儿本怯者，多此病。积痛、食痛、虚痛，大同小异。惟虫痛者，当口淡而沫自出，治之随其证。

【点评】此条言虫痛的证治。虫痛痛在心腹，发作有时，面色㿠白，特别是常有口淡、口中多沫、易出清水等症，不同于积痛、食痛、虚痛。若是虫痛，可用安虫散治之。

虫与痫相似

小儿本怯，故胃虚冷，则虫动^②而心痛，与痫略相似，但目不斜，手不搐也。安虫散主之。

【点评】此条描述小儿素体脾胃虚寒，肠虫扰动，心下痛，痛剧则小儿翻滚号叫，也可有肢冷汗出，神迷惊厥的现象，此为蛔厥。指出虫动心痛之蛔厥与痫证发厥的区别。蛔厥时发时止，作则大叫大喊，疼痛难以忍耐，辗转不安，与痫厥之猝然爆发，喉鸣痰声有相似之处，但蛔厥目不斜，手不搐，此为鉴别要点。蛔厥当予安虫散，虫去则厥回。

---

① 中：《幼幼新书》卷三十一《虫动第一》引本书此句，"中"后有"吐"字。
② 动：原作"痛"，据聚珍本改。

气不和

口频撮①，当调气，益黄散主之。

【点评】此条阐述了口频撮，即撮口的证治。描述患儿口唇频频聚拢而撮，治以温脾调气，益黄散主之。若初生婴儿见口频撮，应与脐风鉴别。

食不消

脾胃冷，故不能消化。当补脾，益黄散主之。

【点评】本条所说食不消，因脾胃虚寒而水谷不运，可见有泄泻完谷之症，故主用温脾健运的益黄散。

腹中有癖

不食，但饮乳是也。当渐用白饼子下之。小儿病癖，由乳食不消，伏在腹中，乍凉乍热，饮水或喘嗽，与潮热相类，不早治，必成

---

① 撮：音韵学上有撮口呼。韵母是ü或用ü起头的字音叫撮口呼。此处指病形如撮口拘急之状。

疳。以其有癖，则令儿不食，致脾胃虚而热发，故引饮。水过多，即荡涤肠胃，亡失津液，脾胃不能传化水谷，其脉沉细，益不食，脾胃虚衰，四肢不举，诸邪遂生，鲜不①瘦而成疳矣。余见疳门。

【点评】此条叙述小儿癖证的病因、病机及辨证，并阐明虚羸可以致疳。小儿脾常不足，加之饮食不节，乳食不消，积滞于中即成癖。症见乍凉乍热，与潮热相似，饮水多，不能食，其脉沉细，或兼喘嗽。因腹中有积，积久发热；内热故饮水多；脾虚不能传化水谷，故不能食而脉沉细。久而久之，脾胃虚衰，四肢不举，各种病邪极易侵犯，势必成疳。由此可见，虚羸可以致癖，因癖可以致疳。虚羸、癖、疳三证，实系小儿脾胃疾病由轻到重不断演变的 3 个阶段。

虚实腹胀 肿附

腹胀，由脾胃虚气攻作也。实者，闷乱喘满，可下之，用紫霜丸、白饼子。不喘者虚也，不可下。若误下，则脾气虚上，附肺而行，肺与脾子母皆虚。肺主目胞、腮之类，脾主四肢，母气虚甚，即目胞腮肿也。色黄者，属脾也，治之用塌气丸渐消之。未愈，渐加丸数，不可以丁香、木香、橘皮、豆蔻大温散药治之。何以然？脾虚气未出，腹胀而不喘，可以散药治之。使上下分消其气，则愈也。若虚气已出，附肺而行，即脾胃内弱，每生虚气，入于四肢面目矣。小儿易为虚实，脾虚不受寒温，服寒则生冷，服温则生热，当识此勿误也。胃久虚热，多生疳病，或引饮不止。脾虚不能胜肾，随肺之气上行于四肢，若水状，肾气浸浮于肺，即大喘也。此当服塌气丸。病愈后，面未红者，虚衰未复故也。

【点评】此条叙述了腹胀有虚实之辨，以及肿病之因。腹胀不外"脾胃虚气攻作"之故，若兼有闷乱满喘，是食积中州，大气窒滞，升降失利之故，可用紫霜丸、白饼子攻下。待积滞一下，气机畅通，则食胀可愈，喘闷也可随之而解。若胀而不喘，中无积滞，是为虚胀，不可下，误下则脾虚及肺。脾主四肢，肺主目、胞腮，脾肺俱虚，四肢面目俱肿。此外，脾虚不能制肾，水湿随肺气行于皮肤四肢，也可导致浮肿，其病机仍在脾虚气滞。若虚中夹食可用塌气丸行气消积，不可过用香燥温散之药。又若腹胀而不喘者是正气尚未涣散，病在脾，未及肺与肾，此时可用温散药，上下分消其气。若胀而兼喘者，脾气壅塞，上凌及肺，因而为喘者是虚证，当用镇坠摄纳以定其冲。小儿易虚易实，脾虚不受寒温，服寒则生冷，服温则生热，所以处方用药要丝丝入扣，适可而止。由于小儿脏腑清灵，随拨随应，易于康复，病愈后当面色红润光泽，若未红者，是虚衰未复，病未痊愈，仍应注意善后调理。

治腹胀者，譬如行兵战寇于林，寇未出林，以兵攻之，必可获；寇若出林，不可急攻，攻必有失，当以意渐收之，即顺也。

【点评】此条以比喻的方法阐述治疗腹胀的诊治思路。治疗腹胀犹如与贼寇在森林中作战，贼寇还未出林，可以用兵攻打而擒获之；如果贼寇已经出林，必四散逃窜，难以围歼，不可急忙攻打，强攻必定失败，应当用计收服之。也就是说病邪集中之时可以攻剿，若邪气四散则不可攻，但当使四散之邪气渐收后再攻。

治虚腹胀，先服塌气丸。不愈，腹中有食积、结粪，小便黄，时微喘，脉伏而实，时饮水，能食者，可下之。盖脾初虚而后结有积，所治宜先补脾，后下之，下后又补脾，即愈也，补肺恐生虚喘。

【点评】此条叙述了腹胀虚中夹实的辨证。治虚腹胀，可以先服塌气丸渐消之。若腹中有食积、结粪，小便黄，时微喘，脉伏而实，时饮水，能食，此为实证，当下之，可用白饼子。若是正虚不运而胀满，继则渐有食积，因而导致虚中实证，此时宜先补脾后下之，下后再补脾。补脾可用益黄散，下积可用白饼子。

喜汗

厚衣卧而额汗出也，止汗散主之。

【点评】此条为阳盛致汗的证治。小儿体质纯阳，阳热偏旺，头为诸阳之会，其气上行，厚衣而卧，阳热上泄，故额头汗出。钱氏治法，用一味蒲草烧炭，名止汗散，即用陈蒲扇烧灰。今时治法，可用当归六黄汤(当归、生地、熟地、黄芪、黄连、黄芩、黄柏)以苦寒泄降，借黄芪走表，使达表分，阳自潜而汗自止。

盗汗

睡而自汗出，肌肉虚也，止汗散主之。遍身汗，香瓜丸主之。

【点评】小儿睡觉时不自觉地出汗谓"盗汗"，是肌腠虚弱不固的缘故。盗汗属阴虚，阴虚不能敛汗，阳越则汗泄。盗汗的特点是睡则汗出，醒则汗止。由于阴气虚衰，睡时卫气乘虚而入，营虚不能固表，腠理开而汗出。醒则行阳之气复归于表，故其汗得止。至于治汗之方，钱氏认为可用止汗散。如果全身出汗，可用香瓜丸治疗。

夜啼

脾脏冷而痛也，当与温中药，及以法禳①之，花火膏主之。

【点评】此条阐述了夜啼用花火膏及温中药治之。小儿夜间啼哭，大多因脾虚而腹痛，可见面青、手腹俱冷、不思乳食，可用温中之剂治之；若邪热在心而致夜啼者，见面红舌赤、惊惕不安，可用花火膏调乳予小儿吮之。

花火膏所治小儿夜啼系由邪热扰心所致者，可见有面红舌赤、警惕不安等症。

惊啼

邪热乘心也，当安心，安神丸主之。

---

① 禳(ráng 襄)：祈祷消灾的迷信活动。

【点评】此条阐述了惊啼的病机、治法及代表方剂。小儿稚阳稚阴,脏腑娇嫩。心主惊,若邪热乘虚扰心,则心神不安而惊啼。症见睡中惊悸、抱母啼哭、面色发紫,治宜安神定志,安神丸主之。

弄舌

脾脏微热,令舌络微紧,时时舒舌。治之勿用冷药及下之,当少与泻黄散渐服之。亦或饮水,医疑为热,必冷药下之者,非也。饮水者脾胃虚,津液少也,又加面黄肌瘦,五心烦热,即为疳瘦,宜胡黄连丸辈。大病未已,弄舌者凶。

【点评】此条叙述弄舌的病因、治则、方药、演变及预后等。所谓"弄舌",是指小儿将舌头频频吐出,调弄如蛇的一种病症。因为足太阴之脉连舌本、散舌下,若脾经有热,则易造成舌上络脉微紧,故时时弄舌以舒之。治疗不得单纯清凉或攻下,以免损脾经不足之气,可少与益黄散清伏热、散伏火。若兼有口渴饮水之症是脾胃有虚热,津液缺乏之故。初起可用白术散平热生津,健脾升清,若已有面黄肌瘦、五心烦热之症者,是已成疳(肥热疳),宜用胡黄连丸之类治疳剂,疳愈则弄舌可解。若大病未愈而弄舌者,是心脾之气欲脱之象,预后多不良。

丹瘤①

热毒气客于腠理，搏于血气，发于外，皮上赤如丹，当以白玉散涂之。

【点评】此条阐述了丹瘤的病机、症状及治疗。小儿皮上赤色如丹，乃热毒客于腠理，由腠理搏于血气而发于皮肤。热在腠理，须清热凉血，用白玉散涂之。

解颅

年大而囟不合，肾气不成也。长必少笑，更有目白睛多，㿠白色瘦者，多愁少喜也。余见肾虚。

【点评】此条阐述了解颅的病因及主要特征。正常小儿颅骨缝大都在出生后4～6个月时开始骨化，后囟在出生后2～4个月时闭合，前囟在1～1.5岁时闭合，如延迟不合，颅骨缝宽，甚至囟门开解，谓之解颅。多因小儿先天肾气虚弱，不能充养脑髓，或病后髓热、后天失调、营养不良而成。常见形体消瘦，面色㿠白，两目下视呈日落状，多愁少笑等症。

---

① 丹瘤：此指小儿赤游火丹毒。

太阳虚汗

上至头，下至项，不过胸也，不须治也。

【点评】此条提示小儿太阳虚汗不需治疗。小儿纯阳之体，衣着较厚，温养太过即有此等现象，故不需服药治疗。

胃怯汗

上至项，下至脐，此胃虚，当补胃，益黄散主之。

【点评】此条提出胃虚致汗之治法。汗出自项至脐，此为胃虚，可兼有食少便泻、肠鸣腹胀、面黄肌瘦等症，用益黄散治之。

胃啼

小儿筋骨、血脉未成，多哭者，至小所有也。

【点评】此条提出小儿多哭之生理现象。小儿筋骨、血脉未盛，胃气未强，易饥易饱，又不能言，故多啼哭，这是因饥饱而啼，故曰胃啼。

胎肥

生下肌肉厚，遍身血色红。满月以后，渐渐肌瘦，目白睛粉红色，五心热，大便难，时时生涎，浴体法主之。

【点评】此条叙述胎肥的证候及浴体之法。胎肥的特点是婴儿初生肌肉厚，遍身血红色，满月以后渐渐消瘦。巩膜粉红色，两目无神，手、脚心及心窝部灼热，大便难等应为阴虚内热证候，为胎中感受产母胃热所致。母体在孕期的时候营养过剩，特别是油腻性食物的摄入过多，造成胎儿脂肪合成增加，蓄积储存于脂肪细胞中引起肥胖。其他可能的病因，如母体患有糖尿病、甲状腺功能减低，或遗传因素等，也可以导致胎儿的肥胖。

胎怯

生下面色无精光，肌肉薄，大便白水，身无血色，时时哽气，多哕，目无精彩，当浴体法主之。

【点评】此条阐述了胎怯阳虚正馁的特点及治法。胎怯是指初生儿体重低下，身材矮小，脏腑形气均未充实的一种病证。胎怯的特点是婴儿初生时肌肉薄，身无血色，目无精光，大便下白水，时时哽气，多哕，也可用浴体法治之。

胎儿的生长发育与胎儿在胞宫内所受气血的供养有关。胎怯的病变脏腑主要是肾、脾，肾精薄弱与脾肾两虚为主要病因。发病机制为化源未充，濡养不足，肾脾两虚。生命的原始物质是禀受于父母的先天之精。父母身体强壮，肾精充足，精神怡悦，精力充沛，才能具有生育能力，形成正常胚胎。凡是影响父母健康的因素，都可以影响胚胎的形成与胚胎的质量，产生胎怯。胎儿在母体内的生长发育，除以肾精为物质基础外，还需不断摄取来自母体的营养，若其母孕期脾运失调，不能充分吸收水谷精微以充养胎儿先天肾精，则可致胎萎不长。此外，胎盘因素对胎儿的孕育也有影响，父母精血不足，气血精微衰少，均可致胎盘功能不全，使胎儿禀受怯弱。精是人体生命活动的物质基础，其中先天之精受之于父母，既是生命之源，又是生长发育之本。先天之精需赖后天之精不断滋养得以充实，后天之精需承先天之精蒸化而吸收和转输。胎怯儿成胎之际肾精不充，出生之后，无精以助脾之运化，元气不足，则各脏腑无以滋生化育，其形态、功能均不成熟。五脏禀气未充，全身失于涵养，如肺气不足，则皮薄怯寒，毛发不生；心气不足，则血不华色，面无光彩；脾气不足，则肌肉不生，手足如削；肝气不足，则筋不束骨，机关不利；肾气不足，则骨节软弱，久不能行。

胎热

生下有血气，时叫哭，身壮热如淡茶色，目赤，小便赤黄，粪稠，急食乳，浴体法主之。更别父母肥瘦，肥不可生瘦，瘦不可生肥也。

【点评】此条论述了胎热的证治，并提出胎儿肥瘦与父母遗传有关，且治疗有所不同。胎热的特点是婴儿时期血气壮实，有时叫哭、身壮热、目赤、小便赤、大便稠、急欲食乳等阳亢盛的证候，与孕母恣食辛热炙煿之物，或患热病失于清解，以致胞宫积热影响胎儿有关，可用浴体法以开发腠理，疏泄阳气。同时孕妇妊娠期应注意饮食卫生，忌酒、肥甘厚腻和辛热之物，不可滥用药物。哺乳期应注意保护新生儿脐部、臀部和皮肤，避免损伤，防止感染。

急欲乳不能食

因客风热入儿脐，流入心脾经，即舌厚唇燥，口不能乘乳，当凉心脾。

【点评】此条论述初生儿急欲乳而不能食的病因、症状及治法。初生儿被风热所乘，从脐而至心脾，心开窍于口，心脾积热则舌厚唇燥，故口不能吮乳，治疗宜清泻心脾。

龟背龟胸

肺热胀满，攻于胸膈，即成龟胸。又乳母多食五辛亦成。儿生下客风入脊，逐于骨髓，即成龟背。治之以龟尿点节骨。取尿之法，当莲叶安龟在上，后用镜照之，自尿出，以物盛之。

【点评】此段论述龟胸、龟背的成因及治疗方法。钱氏认为肺热胀满，攻于胸膈，或乳母多食辛辣，可导致龟胸；初生儿外感，风邪侵入骨髓，可导致龟背，治疗可用"龟尿点节骨"。钱氏亦提出了取龟尿的方法。

肿病

肾热传于膀胱，膀胱热盛，逆于脾胃，脾胃虚而不能制肾，水反克土，脾随水行，脾主四肢，故流走而身面皆肿也。若大喘者，重也。何以然？肾大盛而克退脾土，上胜心火，心又胜肺，肺为心克，故喘。或问曰：心刑肺，肺本见虚，今何喘实？曰：此有二，一者肺大喘，此五脏逆；二者肾水气上行，旁浸于肺，故令大喘。此皆难治。

【点评】本条以问答形式阐述了肿病以及肿而大喘的病机。肾热传于膀胱，肾与膀胱相表里，膀胱受热，湿热不化，气化不利，小便不利而成肿。湿热困脾，脾胃虚不能制水，水气内泛，溢于四肢，故四肢肿。母病及子，脾病及肺故肿而喘促。肾水上凌心肺，肺心同病而喘。肺气虚，五脏气逆见喘。肾水上逆，水寒射肺则喘重，难治。

五脏相胜轻重

肝脏病见秋，木旺，肝强胜肺也，宜补肺泻肝。轻者肝病退，重者唇白而死。

肺病见春，金旺，肺胜肝，当泻肺。轻者肺病退，重者目淡青，必发惊。更有赤者，当搐，为肝怯，当目淡青色也。

心病见冬，火旺，心强胜肾，当补肾治心。轻者病退，重者下窜不语，肾虚怯也。

肾病见夏，水胜火，肾胜心也，当治肾。轻者病退，重者悸动，当搐也。

脾病见四旁，皆仿此治之。顺者易治，逆者难治。脾怯，当面赤黄，五脏相反，随证治之。

【点评】本文以五行生克的道理，再次说明五脏之间、五脏与气候之间是一个统一的整体，应综合分析判断，进行辨证论治。

秋季肃降之季，肺病多见，如见肝病不见肺病者，木侮金也，治法补肺泻肝。轻者肝病愈（轻者：木侮金之轻者）。重者唇白。唇白肺之真脏色，主肺气绝，故死。

春季生发之季，肝应春，肝病多见，如见肺病，不见肝病者，金克木也，治法泻肺，佐金平木。轻者肺病愈（轻者：金克木之轻者）。重者目（山根）淡青。青，肝之色，肝之寒症，主惊；赤，肝之热症，主搐。

冬季封藏之季，肾病多见，如见心病，不见肾病者，火侮水也，治法补肾泻心。轻者心病愈（轻者：火侮水之轻者）。重者目下窜不语，此肾封藏不足，肾脏虚衰之候。

夏季蕃秀之季，心病多见，如见肾病，不见心病者，水克火也，当治肾。轻者肾病愈（轻者：水克火之轻者）。重者悸动不安，发抽搐。肾病虚，水火不济。肾虚水泛，水气凌心。

四季，脾旁通四脏，脾病应结合其他四脏的生克顺逆治疗。脾虚面色多黄，应治脾，他脏则应根据五色应五脏，辨证治疗。

杂病证

目赤兼青者，欲发搐。

目直而青，身反折强直者，生惊。

咬牙甚者，发惊。

【点评】此节论述了惊搐的征兆。目为肝窍，见两眼白睛色青，是肝热上亢之象。若引动心火上炎，则目赤兼青，为心肝两经火盛，是热盛生风将出现惊风发搐的预兆。目直视而白睛青色，并见角弓反张，已是惊风发作之候。

口中吐沫水者，后必虫痛。

【点评】此条论述了虫积证候特点。此症口中吐沫水为蛔虫叼扰所致，吐涎水后仍因蛔虫作怪而疼痛。

昏睡善嚏，悸者，将发疮疹。

【点评】此条所说的昏睡是脾受邪困。善嚏乃肺经证候，惊悸为心热所致。以上均为疮疹欲发的先兆。风温邪毒从口鼻感受，故善嚏；邪热亢盛而扰乱心神，故昏睡、心悸。

吐泻，昏睡，露睛者，胃虚热。

吐泻，昏睡，不露睛者，胃实热。

吐泻，乳不化，伤食也，下之。

【点评】以上论述了小儿吐泻辨证。临床上除以睡时是否露睛来辨别其虚实外，还可以从吐泻之物是否臭秽、两目是否有神，以及体质情况来辨别。吐泻昏睡露睛，是因吐泻而伤津耗液，不仅是胃虚热，而且已呈脾胃阳虚，势将有慢惊之变。若吐泻而不露睛，是脾胃正气未衰，尚有湿热之邪，故称胃实热。

吐沫及痰，或白绿水，皆胃虚冷。

吐稠涎及血，皆肺热，久则虚。

泻黄红赤黑，皆热，赤亦毒。

泻青白，谷不化，胃冷。

身热不饮水者，热在外；身热饮水者，热在内。

【点评】钱氏提出以吐沫及痰的性质、颜色和伴随症状辨别内外、寒热、虚实，并予以辨证治疗。

口噤不止则失音，迟声亦同。

【点评】口噤常伴有高热神昏等症，与目前临床上常见的高热惊厥所致的聋哑等后遗症相似。

长大不行，行则脚细。

齿久不生，生则不固。

发久不生，生则不黑。

【点评】以上所论行迟、齿迟、发迟三证，再加立迟、语迟即为五迟，多因先天肾亏或后天失调，疾病影响所致。

血虚怯，为冷所乘，则唇青。

尿深黄色，久则尿血。

小便不通，久则胀满，当利小便。

洗浴拭脐不干，风入作疮，令儿撮口，甚者是脾虚。

【点评】以上叙述脐风撮口的病因。

吐涎痰热者，下之；吐涎痰冷者，温之。

先发脓疱，后发斑子者，逆。

先发脓疱，后发疹子者，顺。

先发水疱，后发疹子者，逆。

先发脓疱，后发水疱多者，顺；少者，逆。

先水疱，后斑子，多者逆，少者顺。

先疹子，后斑子者，顺。

凡疮疹只出一般者，善。

【点评】钱氏从疮疹所发之脓疱、斑、疹、水疱的先后及多寡来预测病情的发展结局。

胎实，面红，目黑睛多者，多喜笑。

胎怯，面黄，目黑睛少，白睛多者，多哭。

【点评】黑睛为肾精所主，故可观察肾中阴精之盛衰。

凡病先虚，或下之，合下者先实其母，然后下之。假令肺虚而痰实，此可下。先当益脾，后方泻肺也。

【点评】本条论述虚实夹杂证的治则。

大喜后食乳食，多成惊痫。
大哭后食乳食，多成吐泻。

【点评】小儿情志活动较成年人更专，故易损伤脏腑功能。

心痛吐水者，虫痛。
心痛不吐水者，冷心痛。
吐水不心痛者，胃冷。

【点评】以上论述心窝部疼痛的辨证。

病重，面有五色不常；不泽者，死。

【点评】脏色真露之象，多主危重病候。

呵欠面赤者，风热。
呵欠面青者，惊风。
呵欠面黄者，脾虚惊。
呵欠多睡者，内热。
呵欠气热者，伤风。

【点评】以上论述呵欠的辨证。呵欠本为肝实见症，肝气不疏，气郁于里，故多呵欠。若兼见面赤，系风热上扰，因风为阳邪，其性向上，故面赤。若兼见面青，系惊风之兆，因青为肝脏本色，肝气横逆，上见于面，肝风内动，发为惊风；若兼见面黄，系脾虚慢惊之候，因黄为脾脏本色，面色萎黄是脾虚本脏之色外露，故发为慢惊风；若兼见多睡，则为内热，因热伤气，故倦怠嗜卧；若兼见口鼻气热，是为伤风，因风邪束肺，肺胃郁热，故口鼻气热。小儿虽不能言，但只要仔细观察，也可得其大概，所谓"望而知之谓之神"是也。

热证疏利，或解化后，无虚证，勿温补，热必随生。

【点评】热病以后津液已损，故只宜清养，不可妄投温补之剂。

不治证

目赤脉贯瞳仁。

囟肿及陷。

鼻干黑。

鱼口①气急。

吐虫不定。

泻不定，精神好。

大渴不止，止之又渴。

吹鼻不喷。

病重，口干不睡。

时气，唇上青黑点。

---

① 鱼口：病儿之唇吻作势前努，哑弄不已，如鱼之努口状，谓之鱼口。

颊深赤如涂胭脂。

鼻开张。

喘急不定。

【点评】不治证是指病情危重难治之证，并非死证，应结合临床证候综合分析，方不致误。目赤脉贯瞳仁，囟肿及陷是肾绝；鼻干黑，鱼口气急，鼻开张，喘息不定，吹鼻不喷是肺绝；吐虫不定是脏气内绝；泻不定，精神好，大渴不止，止之又渴是脾绝；颊深赤如涂胭脂是真阴竭于下而阳浮于上，故多主危候。

卷 中　记尝所治病二十三证

搐①

李寺丞子，三岁，病搐，自卯至巳。数医不治，后召钱氏视之，搐目右视，大叫哭。李曰：何以搐右？钱曰：逆也。李曰：何以逆？曰：男为阳而本发左，女为阴而本发右。若男目左视，发搐时无声，右视有声，女发时右视无声，左视有声。所以然者，左肝右肺，肝木肺金，男目右视，肺胜肝也，金来刑木，二脏相战，故有声也。治之，泻其强而补其弱。心实者亦当泻之，肺虚不可泻，肺虚之候，闷乱哽气，长出气，此病男反女，故男易治于女也。假令女发搐，目左视，肺之胜肝，又病在秋，即肺兼旺位，肝不能任，故哭叫。当大泻其肺，然后治心续肝，所以俱言目反直视，乃肝主目也。凡搐者，风热相搏于内，风属肝，故引见之于目也。钱用泻肺汤泻之，二日不闷乱，当知肺病退。后下地黄丸补肾，三服，后用泻青丸、凉惊丸各二服。凡用泻心肝药，五日方愈，不妄治也。又言：肺虚不可泻者何也？曰：设令男目右视，木反克金，肝旺胜肺，而但泻肝，若更病在春夏，金气极虚，故当补其肺，慎勿泻也。

---

① 搐：原无，据文义补。卷中《记尝所治病二十三证》病案标题，皆由点评者增加，以方便读者阅读。

【点评】本篇提出"凡搐者，风热相搏于内"是小儿急惊风的主要原因之一。肝有热，引动肝风，肝风上升，再加心火亢盛，心肝火盛则见惊风。治则以实者泻之，虚者补之。"男左女右"至今虽依旧为俗语，但以此来解释发搐时有声无声似为不妥。

急搐

广亲宅七太尉方七岁，潮热数日欲愈。钱谓其父二大王曰：七使潮热方安，八使预防惊搐。王怒曰：但使七使愈，勿言八使病。钱曰：八使过来日午间，即无苦也。次日午前，果作急搐。召钱治之，三日而愈。盖预见目直视而腮赤，必肝心俱热，更坐石机子，乃欲冷，此热甚也。肌肤素肥盛，脉又急促，故必惊搐。所以言午时者，自寅至午，皆心肝所用事时：治之，泻心肝补肾，自安矣。

【点评】本案说明钱氏在诊断疾病方面有独特之道，通过望面色、形体整体审查。两目直视、腮红则是心肝热盛，肥胖则多痰，加之脉象急促，故急惊抽搐。

发搐

李司户孙病，生百日，发搐三五次，请众医治，作天钓或作胎惊痫，皆无应者。后钱用大青膏如小豆许，作一服发之。复与涂囟法封之，及浴法，三曰而愈。何以然？婴儿初生，肌骨嫩怯，被风伤之，子不能任，故发搐。频发者轻也。何者？客风在内，每遇不任即搐。搐稀者是内脏发病，不可救也。搐频者宜散风冷，故用大青膏，不可多服。盖儿至小，易虚易实，多即生热，止一服而已，更当封浴，无不效者。

【点评】百日发搐多由外感风热，邪郁不达，热势上冲所致，故用大青膏发散风邪。

吐泻慢惊

东都王氏子吐泻，诸医药下之，至虚，变慢惊。其候睡露睛，手足瘛疭而身冷。钱曰：此慢惊也，与栝蒌汤，其子胃气实，即开目而身温。王疑其子不大小便，令诸医以药利之，医留八正散等，数服不利而身复冷，令钱氏利小便。钱曰：不当利小便，利之必身冷。王曰：已身冷矣，因抱出。钱曰：不能食而胃中虚，若利大小便即死。久即脾胃俱虚，当身冷而闭目，幸胎气实而难衰也。钱用益黄散、使君子丸四服，令微饮食，至日午，果能饮食，所以然者，谓利大小便，脾胃虚寒，当补脾，不可别攻也。后又不语，诸医作失音治之。钱曰：既失音，何开目而能饮食？又牙不噤而口不紧也。诸医不能晓。钱以地黄丸补肾。所以然者，用清药利小便，致脾肾俱虚，今脾已实，肾虚，故补肾必安。治之半月而能言，一月而痊也。

【点评】本案体现了钱氏察证审因，辨证论治。初期王氏之子因误致虚，故用温补脾肾之法；失音则因肾虚津气不能上承，故滋补肾阴。正确辨证才能对症下药。

嗽死证

东都药铺杜氏，有子五岁，自十一月病嗽，至三月未止。始得嗽而吐痰，乃外风寒蓄入肺经，今肺病嗽而吐痰，风在肺中故也，宜以麻黄辈发散，后用凉药压之即愈。时医以铁粉丸、半夏丸、褊银丸诸法下之。其肺即虚而嗽甚，至春三月间尚未愈，召钱氏视之，其候面青而光，嗽而喘促哽气，又时长出气。钱曰：痰困十已八九，所以然者，面青而光，肝气旺也。春三月者，肝之位也，肺衰之时也，嗽者肺之病。肺之病，自十一月至三月，久即虚痿。又曾下之，脾肺子母也，复为肝所胜，此为逆也，故嗽而喘促哽气，长出气也。钱急与泻青丸，泻后与阿胶散实肺。次日面青而不光，钱又补肺，而嗽如前，钱又泻肝。泻肝未已，又加肺虚，唇白如练。钱曰：此病必死，不可治也。何者？肝大旺而肺虚绝，肺病不得其时，而肝胜之。今三泻肝而肝病不退，三补肺而肺证犹虚，此不久生，故言死也。此证病于秋者，十救三四；春夏者，十难救一。果大喘而死。

【点评】杜氏子为外感风寒之咳嗽，本应解表散寒，宣肃肺气，时医误用重坠之品，损伤正气，故久咳形成不治之症。

风寒喘嗽

京东转运使李公，有孙八岁，病嗽而胸满短气。医者言肺经有热，用竹叶汤、牛黄膏各二服治之，三日加喘。钱曰：此肺气不足，复有寒邪，即使喘满，当补肺脾，勿服凉药。李曰：医已用竹叶汤、牛黄膏。钱曰：何治也？医曰：退热退涎。钱曰：何热所作？曰：肺经热而生嗽，嗽久不除生涎。钱曰：本虚而风寒所作，何热也？若作肺热，何不治其肺而反调心？盖竹叶汤、牛黄膏，治心药也。医有惭色，钱治愈。

【点评】本证实为钱氏经验之谈，一般本虚标实之证，或先治标后治本，或先治本后治标，或标本兼治。本案属肺气虚弱又感受寒邪，即使咳喘，亦应补肺脾，切不可用凉药。

肺热

东都张氏孙，九岁，病肺热。他医以犀、珠、龙、麝、生牛黄治之，一月不愈。其证嗽喘闷乱，饮水不止，全不能食。钱氏用使君子丸、益黄散。张曰：本有热，何以又行温药？他医用凉药攻之，一月尚无效。钱曰：凉药久则寒，不能食，小儿虚不能食，当补脾。候饮食如故，即泻肺经，病必愈矣。服补脾药二日，其子欲饮食。钱以泻白散泻其肺，遂愈。张曰：何以不虚？钱曰：先实其脾，然后泻肺，故不虚也。

【点评】本案属肺热证，应用泻白散泻肺热。而医者用麝香、牛黄等寒凉之品过久，导致脾虚。故钱氏先实脾再泻肺，取得疗效。体现了治病求本的辨证思想。

疮疹

睦亲宫十太尉病疮疹，众医治之。王曰：疹未出，属何脏腑？一医言胃大热，一医言伤寒不退，一医言在母腹中有毒。钱氏曰：若言胃热，何以乍凉乍热？若言母腹中有毒，发属何脏也？医曰：在脾胃。钱曰：既在脾胃，何以惊悸？医无对。钱曰：夫胎在腹中，月至六七，则已成形，食母秽液，入儿五脏，食至十月，满胃脘中。至生之时，口有不洁，产母以手拭净，则无疾病。俗以黄连汁压之，云：下脐粪及涎秽也。此亦母之不洁，余气入儿脏中。本先因微寒入而成，疮疹未出，五脏皆见病症，内一脏受秽多者，乃出疮疹。初欲病时，先呵欠顿闷，惊悸，乍寒乍热，手足冷痹，面腮燥赤，咳嗽时嚏，此五脏证俱也。呵欠顿闷，肝也；时发惊悸，心也；乍凉乍热，手足冷，脾也；面目腮颊赤，嗽嚏，肺也。惟肾无候，以在腑下，不能食秽故也。凡疮疹乃五脏毒，若出归一证，则肝水疱，肺脓疱，心斑，脾疹，惟肾不食毒秽而无诸证。疮黑者属肾，由不慎风冷而不饱，内虚也。又用抱龙丸服愈。其利无他候，故未发出则见五脏证，已出则归一脏也。

【点评】本案疮指天花，疹指麻疹，两者为感染时行疫毒之传染病。钱氏认为本病原因为五脏邪毒，而"夫胎在腹中……食母秽液……至生之时，口有不洁，产母以手拭净，则无疾病"是钱氏当时对本病尚未完全认识。

惊搐

四大王宫五太尉，因坠秋千发惊搐，医以发热药治之，不愈。钱氏曰：本急惊，后生大热，当先退其热，以大黄丸、玉露散、惺惺丸，加以牛黄、龙、麝解之。不愈。至三日，肌肤上热。钱曰：更二日不愈，必发斑疮，盖热不能出也。他医初用药发散，发散入表，表热即斑生。本初惊时，当用利惊药下之。今发散，乃逆也。后二日，果斑出，以必胜膏治之，七日愈。

【点评】本证因外伤受惊导致抽搐，因受惊而患急惊，出现高热，应先退热治标，早期使用发散药物则成逆证。

疮疹

睦亲宅一大王病疮疹，始用一李医，又召钱氏。钱留抱龙丸三服，李以药下之，其疹稠密，钱见大惊曰：若非转下？则为逆病。王言：李已用药下之。钱曰：疮疹始出，未有他证，不可下也。但当用平和药，频与乳食，不受风冷可也，如疮疹三日不出，或出不快，即微发之。微发不出即加药。不出即大发之，如大发后不多，及脉平无证者，即疮本稀，不可更发也。有大热者，当利小便。小热者，当解毒。若出快，勿发勿下，故止用抱龙丸治之。疮痂若起，能食者，大黄丸下一二行，即止。今先下，一日疮疹未能出尽，而稠密甚，则难治，此误也。纵得安，其病有三：一者疥，二者痈，三者目赤。李不能治，经三日黑陷，复召钱氏。曰：幸不发寒，而病未困也。遂用百祥丸治之，以牛李膏为助，各一大服，至五日间，疮复红活，七日而愈。若黑者，归肾也。肾旺胜脾，土不克水，故脾虚寒战则难治，所用百祥丸者，以泻膀胱之腑，腑若不实，脏自不盛也。何以不泻肾？曰：肾主虚，不受泻，若二服不效，即加寒而死。

【点评】本证介绍疮疹各时期的治疗方法，钱氏认为疮疹初起，无他证者，不可用攻下法，是治疗疮疹的宝贵经验。

惊搐

皇都徐氏子，三岁，病潮热，每日西则发搐，身微热而目微斜及露睛，四肢冷而喘，大便微黄，钱与李医同治。钱问李曰：病何搐也？李曰：有风。何身热微温？曰：四肢所作。何目斜露睛？曰：搐则目斜。何肢冷？曰：冷厥必内热。曰：何喘？曰：搐之甚也。曰：何以治之？曰：嚏惊丸鼻中灌之，必搐止。钱又问曰：既谓风病，温壮搐引，目斜露睛，内热肢冷，及搐甚而喘，并以何药治之？李曰：皆此药也。钱曰：不然。搐者肝实也，故令搐，日西身微热者，肺潮用事。肺主身温且热者，为肺虚，所以目微斜，露睛者，肝肺相胜也。肢冷者，脾虚也。肺若虚甚，用益黄散、阿胶散。得脾虚证退后，以泻青丸、导赤散、凉惊丸治之，后九日平愈。

【点评】本病为肺脾两虚证，虽见抽搐、潮热、咳喘、四肢冷，但并非虚寒或实热证，实为肺脾两虚，故先用益黄散、阿胶散健脾补肺，再用清热药退热，体现了钱氏用药层次分明。

脾虚发热

朱监簿子，五岁，夜发热，晓即如故。众医有作伤寒者，有作热治者，以凉药解之不愈。其候多涎而喜睡。他医以铁粉丸下涎，其病益甚，至五日，大引饮。钱氏曰：不可下之，乃取白术散末煎一两，汁三升，使任其意取足服。朱生曰：饮多不作泻否？钱曰：无生水不能作泻，纵泻不足怪也，但不可下耳。朱生曰：先治何病？钱曰：止渴治痰，退热清里，皆此药也，至晚服尽，钱看之曰：更可服三升。又煎白术散三升，服尽得稍愈，第三日又服白术散三升，其子不渴无涎，又投阿胶散二服而愈。

【点评】本证为误用凉药损伤脾阳之后夜热早凉，已非实证。医家先用凉药，损伤其阳气，故患者脾气受损喜睡多涎；而又重镇，亦使中气受损，脾胃又受损害，使其大渴引饮，津液竭脱。钱师用白术散，健脾益气和胃，全从中焦脾土着手，所谓培中央以灌溉四旁者，为平补之良药，再合适不过。此用方意义深远，治饮时因势利导，效若桴鼓。

发热

朱监簿子，三岁，忽发热。医曰：此心热。腮赤而唇红，烦躁引饮。遂用牛黄丸三服，以一物泻心汤下之。来日不愈，反加无力、不能食，又便利黄沫。钱曰：心经虚而有留热在内，必被凉药下之，致此虚劳之病也。钱先用白术散，生胃中津，后以生犀散治之。朱曰：大便黄沫如何？曰：胃气正，即泻自止，此虚热也。朱曰：医用泻心汤何如？钱曰：泻心汤者，黄连性寒，多服则利，能寒脾胃也。坐久，众医至，曰：实热。钱曰：虚热。若实热，何以泻心汤下之不安，而又加面黄颊赤，五心烦躁，不食而引饮？医曰：既虚热，何大便黄沫？钱笑曰：便黄沫者，服泻心汤多故也，钱后予胡黄连丸治愈。

【点评】患儿腮赤而唇红，烦躁引饮，医家认为是心热之证，予牛黄丸与黄连泻心汤，寒凉太过，损伤脾阳，导致患儿腹泻下利黄沫。此必为淡黄之稀沫，即牛黄、黄连等清泄苦寒过量之过。钱师先用白术散健脾以止利，助患儿进食生津，以救药误之治，待利止，便用生犀散行清心凉血之功效。后钱师以胡黄连丸继之而治虚热者以收功。

自汗

张氏三子病，岁大者，汗遍身。次者，上至顶，下至胸。小者，但额有汗。众医以麦煎散，治之不效。钱曰：大者与香瓜丸；次者与益黄散；小者与石膏汤。各五日而愈。

【点评】本病三子均为汗证，而因虚实寒热之不同，所以汗出之证不同，当区别治疗，不能以麦煎散同药治疗而不辨证。钱师辨证用药，大者为实火，给予香瓜丸；次者乃中虚，给予益黄散；小者当为实热，故给予石膏汤。五日后，三者病皆愈。另，石膏汤，本书无此方名，有可能为一味石膏，治阳明实热之但头汗出者。

伏热吐泻

广亲宅四大王宫五太尉，病吐泻不止，水谷不化，众医用补药，言用姜汁调服之。六月中服温药，一日益加喘，吐不定。钱曰：当用凉药治之，所以然者，谓伤热在内也，用石膏汤三服并服之。众医皆言：吐泻多而米谷不化，当补脾，何以用凉药？王信众医，又用丁香散三服，钱后至，曰：不可服此，三日外必腹满身热，饮水吐逆。三日外，一如所言。所以然者，谓六月热甚，伏入腹中，而令引饮，热伤脾胃，即大吐泻。他医又行温药，即上焦亦热，故喘而引饮，三日当死。众医不能治，复召钱至宫中，见有热证，以白虎汤三服，更以白饼子下之。一日减药二分，二日三日又与白虎汤各二服，四日用石膏汤一服，旋合麦门冬、黄芩、脑子、牛黄、天竺黄、茯苓，以朱砂为衣，与五丸，竹叶汤化下，热退而安。

【点评】此案论述前后不同辨证时期钱师对于疾病的认知深度，及治疗方药的准确性。然患者误信他医，两次误治后，病情大变，将死，复得钱师辨证治之，其药如神而得奇效，患者病情稳固而痊愈。以此又见陈氏辨证之准确。吾辈当尽心习之。

虚体吐泻壮热

冯承务子，五岁，吐泻，壮热，不思食。钱曰：目中黑睛少而白睛多，面色㿠白，神怯也，黑睛少，肾虚也。黑睛属水，本怯而虚，故多病也。纵长成，必肌肤不壮，不耐寒暑，易虚易实，脾胃亦怯。更不可纵酒欲，若不保养，不过壮年。面上常无精神光泽者，如妇人之失血也。今吐利不食，壮热者，伤食也，不可下。下之虚，入肺则嗽，入心则惊，入脾则泻，入肾则益虚。此但以消积丸磨之，为微有食也。如伤食甚，则可下，不下则成癖也。实食在内，乃可下之，下毕，补脾必愈。随其虚实，无不效者。

【点评】虚吐多由脾虚胃弱，或久病胃虚，消化不良所致。临床多见精神倦怠，面色㿠白，唇口淡白，囟门塌陷，睡时目睛外露，口中不渴，呕吐频频，呕吐物多未消化，大便多溏薄，或自利，小便清白，脉象无力，苔薄舌淡。临床施治要辨别虚证和虚实夹杂证的区别，如有饮食积滞者才能先用下法泻之，中病即止，再用补脾健运的方法，如此才能避免驱邪的同时伤正气。

吐泻

广亲宫七太尉，七岁，病吐泻，是时七月，其证全不食而昏睡，睡觉而闷乱，哕气，干哕，大便或有或无，不渴，众医作惊治之，疑睡故也。钱曰：先补脾，后退热。与使君子丸补脾，退热石膏汤。次日又以水银、硫黄二物下之，生姜水调下一字。钱曰：凡吐泻，五月内九分下而一分补，八月内十分补而无一分下。此者是脾虚泻，医妄治之。至于虚损，下之即死，当即补脾。若以使君子丸即缓，钱又留温胃益脾药止之。医者李生曰：何食而哕？钱曰：脾虚而不能食，津少即呃逆。曰：何泻青褐水？曰：肠胃至虚，冷极故也，钱治而愈。

【点评】患儿先有吐泻发热，被诊为胃有实热，采用下法后伤脾胃之阳气。钱氏用水银、硫黄之剂和生姜水下之，即补即下。积滞已去，脾胃乃虚，则自宜温养，恢复脾胃升降功能。

泻后肺脾虚

黄承务子，二岁，病泻，众医止之，十余日，其证便青白，乳物不消，身凉，加哽气、昏睡，医谓病困笃。钱氏先以益脾散三服，补肺散三服，三日，身温而不哽气。后以白饼子微下之，与益脾散二服，利止。何以然？利本脾虚伤食，初不与大下，措置十日，上实下虚，脾气弱，引肺亦虚，补脾肺，病退即温，不哽气是也。有所伤食，仍下之也，何不先下后补？曰：便青为下脏冷，先下必大虚，先实脾肺，下之则不虚，而后更补之也。

【点评】患儿初起时属乳食积滞泄泻，误投止泻药后使脾胃升降之机受到阻滞，且脾为土，肺为金，脾为肺之母，由母及子，肺脾俱虚。钱氏先用益脾散补其脾肺，令脾肺恢复后再用下法，祛邪而不易伤正。

目直视

王驸马子五岁，病目直视而不食，或言有神祟所使，请巫师祝神烧纸，病不愈。而钱至，曰：脏腑之疾，何用求神？钱与泻肝丸愈。

虫痛

辛氏女子五岁，病虫痛，诸医以巴豆、干漆、硇砂之属治之不效。至五日外，多哭而俯仰，睡卧不安，自按心腹，时大叫，面无正色，或青或黄，或白或黑，目无光而慢，唇白吐沫。至六日，胸高而卧转不安。召钱至，钱详视之。用芜荑散三服，见目不除青色，大惊曰：此病大困，若更加泻，则为逆矣。至次日，辛见钱曰：夜来三更果泻。钱于泻盆中看，如药汁，以杖搅之，见有丸药。钱曰：此子肌厚，当气实，今证反虚，不可治也。辛曰：何以然？钱曰：脾虚胃冷则虫动，而今反目青，此肝乘脾，又更加泻，知其气极虚也。而丸药随粪下，即脾胃已脱，兼形病不相应，故知死病。后五日昏笃，七日而死。

【点评】蛔虫喜走窜或聚团，儿童脾常不足。寒药和下法易伤阳以致脾胃虚寒，导致虫动，蛔虫酸安辛伏苦下。此案为猛药大攻之坏症。

病嗽咯血

段斋郎子，四岁，病嗽，身热，吐痰，数日而咯血。前医以桔梗汤及防己丸治之不愈。涎上攻，吐、喘不止。请钱氏，下褊银丸一大服，复以补肺汤、补肺散治之。或问：段氏子咯血肺虚，何以下之？钱曰：肺虽咯血，有热故也，久则虚痿。今涎上潮而吐，当下其涎，若不吐涎，则为甚便。盖吐涎能虚，又生惊也。痰实上攻，亦能发搐，故依法只宜先下痰，而后补脾肺，必涎止而吐愈，为顺治也，若先补其肺，为逆耳！此所谓识病之轻重先后为治也。

【点评】从此案可见咯血未必皆是虚证，亦可因痰热灼伤经络而引起。钱氏先清痰热再补益脾肺，绝生痰之源，清储痰之气，为顺治，疾必愈而不留邪。

误下太过

郑人齐郎中者，家好收药散施，其子忽脏热，齐自取青金膏，三服并一服，饵之。服毕，至三更，泻五行，其子困睡。齐言：子睡多惊。又与青金膏一服，又泻三行，加口干身热。齐言：尚有微热未尽。又与青金膏。其妻曰：用药十余行未安，莫生他病否？召钱氏至，曰：已成虚赢。先多煎白术散，时时服之，后服香瓜丸，十三日愈。

【点评】脏热为实热，可下，但下之太过易伤脾阳，应配合升阳健脾之剂。钱氏用白术散正是此意，脾阳复振后可缓下之以清余热。

伤食

曹宣德子，三岁，面黄，时发寒热，不欲食，而饮水及乳。众医以为潮热，用牛黄丸、麝香丸不愈。及以止渴干葛散，服之反吐。钱曰：当下白饼子，后补脾。乃以消积丸磨之，此乃癖也。后果愈。何以故？不食，但饮水者，食伏于脘内不能消，致令发寒，服止渴药吐者，以药冲脾故也，下之即愈。

【点评】本证为食积，饮食积滞以致脾胃无消化之力而出现面色萎黄、往来寒热，所以用牛黄丸、麝香丸等退热药不起作用；继服干葛散，致患儿胃气上升，所以发生呕吐。钱师所谓的药冲，正是以葛根之升清清降胃气，解患儿因胃气上逆而导致的呕吐。

卷 下 诸方

大青膏 治小儿热盛生风，欲为惊搐，血气未实，不能胜邪，故发搐也。大小便依度，口中气热，当发之。

天麻_{末，一钱} 白附子_{末，生，一钱五分} 青黛_{研，一钱} 蝎尾_{去毒，生末}
乌蛇梢肉_{酒浸，焙干，取末，各一钱} 朱砂_研 天竺黄_研

上同再研细，生蜜和成膏，每服半皂子大至一皂子大。月中儿粳米大。同牛黄膏、温薄荷水化一处服之。五岁以上，同甘露散服之。

【点评】大青膏清热息风，凉肝止痉。治疗小儿急惊，筋脉抽搐，涎盛，眠卧不安，对于小儿热性惊厥具有很好的治疗效果。服用大青膏疗搐注定会是一个缓慢的过程，须积极乐观应对。

凉惊丸 治惊疳。

草龙胆 防风 青黛_{各三钱匕} 钩藤_{二钱匕} 黄连_{五钱} 牛黄 麝香龙脑_{各一字匕}

上同研，面糊丸粟米大，每服三五丸至一二十丸，金银汤下。

【点评】凉惊丸清肝泻火，开窍凉心，治疗小儿惊疳、大人风涎，症见惊疳热搐、目赤潮热、痰涎壅盛、牙关紧闭。不可久服。

粉红丸_{又名温惊丸}
天南星_{腊月酿牛胆中百日，阴干，取末四两别研，无酿者，只剉炒熟用} 朱砂_一

钱五分，研　　天竺黄一两，研　　龙脑半字，别研　　坯子胭脂一钱，研，乃染胭脂

上用牛胆汁和丸，鸡头大，每服一丸，小者半丸，砂糖温水化下。

【点评】粉红丸以天南星祛风化痰、凉肝定惊，为君；天竺黄清热化痰，为臣；龙脑芳香开窍，胭脂活血解毒，朱砂镇惊安神，为佐；又用牛胆汁和丸，凉肝清热解毒。诸药相合为治痰热上攻、生风生惊之方。方中朱砂入心定惊，天南星、天竺黄入肝化痰，龙脑通窍，胭脂入血祛风，丸以牛胆汁以清肝胆之热，故能治惊风诸症。

本方化痰、凉肝、定惊，主治痰热惊风，小儿痰热惊厥。现代应用温惊丸多为前凉惊丸龙脑减半，去麝香，通治痰热，但较凉者温，平和而不留弊。温惊丸与凉惊丸对称，临床应用需仔细区分。

泻青丸　治肝热搐搦，脉洪实。

当归去芦头，切、焙、秤　　龙胆焙，秤　　川芎　　山栀子仁　　川大黄湿纸裹，煨　　羌活　　防风去芦头，切、焙、秤

上件等分为末，炼蜜和丸，鸡头大，每服半丸至一丸，煎竹叶汤同砂糖温水化下。

【点评】方中龙胆草大苦大寒，直泻肝火，为主药；配大黄、栀子、竹叶引导肝经实火从二便下行；肝火炽盛，每易耗伤阴血，故用当归、川芎养血；肝有郁火，单持清肝泻火一法，其火难平，故配羌活、防风升散之品，以疏肝经郁火。泻青丸治疗肝火郁结，目赤肿痛，易惊易怒，不能安卧，尿赤便秘，脉洪实者，亦用于小儿急惊风以及热性抽搐。脾胃虚弱者慎服。

地黄丸 治肾怯失音，囟开不合，神不足，目中白睛多，面色㿠白等方。

熟地黄_{炒，秤八钱} 山萸肉 干山药_{各四钱} 泽泻 牡丹皮 白茯苓_{去皮，各三钱}

上为末，炼蜜丸，如梧子大，空心，温水化下三丸。

【**点评**】方中重用熟地黄，滋阴补肾、填精益髓，为君药。山萸肉补养肝肾，并能涩精；山药补益脾阴，亦能固精，二者共为臣药。三药相配，滋养肝、脾、肾，称为"三补"。但熟地黄的用量是山萸肉与山药之和，故以补肾阴为主，补其不足以治本。配伍泽泻利湿泄浊，并防熟地黄之滋腻恋邪；牡丹皮清泄相火，并制山萸肉之温涩；茯苓淡渗脾湿，并助山药之健运。三药为"三泻"，渗湿浊，清虚热，平其偏胜以治标，均为佐药。六味合用，三补三泻，补药用量重于泻药，以补为主。肝、脾、肾三阴并补，以补肾阴为主，是本方的配伍特点。本方主治肝肾阴虚，症见头晕目眩、耳聋耳鸣、腰膝酸软、遗精盗汗、骨蒸潮热、五心烦热、失血失音、消渴淋浊；妇女肾虚，血枯闭经；小儿囟开不合，五迟五软。本方熟地滋腻滞脾，有碍消化，故脾虚食少及便溏者慎用；阴盛阳衰，手足厥冷，感冒头痛，高热，寒热往来者不宜用；南方夏季暑热湿气较盛时，宜少服用。忌萝卜、铁器、三白。

泻白散_{又名泻肺散} 治小儿肺盛气急喘嗽。

地骨皮_{洗去土，焙} 桑白皮_{细剉，炒黄，各一两} 甘草_{炙，一钱}

上剉散，入粳米一撮，水二小盏，煎七分，食前服。

【点评】小儿气急喘嗽因肺气失宣，火热郁结于肺所致，症见喘咳、皮肤蒸热等，治疗以清泻肺热、止咳平喘为主。方中桑白皮甘寒性降，专入肺经，清泻肺热，止咳平喘，为君药；地骨皮甘寒，清降肺中伏火，为臣药；粳米、炙甘草养胃和中，为佐使药。本方用于肺热喘咳证，以气喘咳嗽，皮肤蒸热，日晡尤甚，舌红苔黄，脉弦数为辨证要点。现代常用于治疗小儿麻疹初期、肺炎或支气管炎等属肺中伏火郁热者。风寒咳嗽、肺虚喘咳不宜使用。

阿胶散又名补肺散　治小儿肺虚气粗喘促。

阿胶一两五钱，麸炒　黍粘子炒香　甘草炙，各二钱五分　马兜铃五钱，焙
杏仁七个，去皮尖，炒　糯米一两，炒

上为末，每服一二钱，水一盏，煎至六分，食后温服。

【点评】方中重用阿胶滋阴养血，为君；糯米、甘草健脾益气，培土生金，为臣；马兜铃、牛蒡子（黍粘子）清热降气，利膈化痰，为佐；杏仁润肺化痰，止咳平喘，为使。诸药合用，共奏养阴清肺，止咳平喘之效。用治小儿肺虚有火，症见咳嗽气喘、咽喉干燥、咯痰不爽，或痰中带血，舌红少苔，脉浮细数，成人亦可使用。肺虚无热，或外有表寒，内有痰浊者，不宜用。阿胶有补肺安魄之功，但因阿胶滋腻，恐其留邪，故今多不用之。肺藏魄，肺虚无邪，魄不安宁者可用。

导赤散　治小儿心热，视其睡，口中气温，或合面睡，及上窜咬牙，皆心热也。心气热则心胸亦热，欲言不能，而有就冷之意，故合面睡。

生地黄　甘草生　木通各等分

上同为末，每服三钱，水一盏，入竹叶同煎至五分，食后温服。一本不用甘草，用黄芩。

【点评】方中生地甘寒，凉血滋阴降火；木通苦寒，入心，两药相配，滋阴制火，共为君药。竹叶甘淡，清心除烦，淡渗利窍，导心火下行，为臣药。生甘草清热解毒，并能调和诸药，还可防木通、生地之寒凉伤胃，为方中佐使。本方具有清心养阴作用，用于心经火热证，临床应用以心胸烦热、口渴面赤、口舌生疮、舌红脉数为辨证要点，常用于治疗口腔炎、鹅口疮、小儿夜啼等心经有热者。方中木通苦寒，生地阴柔寒凉，故脾胃虚弱者慎用。

益黄散又名补脾散　治脾胃虚弱及治脾疳，腹大，身瘦。

陈皮去白，一两　丁香二钱，一方用木香　诃子炮去核　青皮去白　甘草炙，各五钱

上为末，三岁儿一钱半，水半盏，煎三分，食前服。

【点评】方中陈皮、青皮理气健脾，丁香温中散寒，诃子涩肠止泻，炙甘草补脾益气。诸药配伍，有温中理气、健脾止泻之功。治疗小儿脾胃虚弱，腹痛泄泻、不思乳食、呕吐脘胀、神倦面黄、疳积腹大身瘦。健脾之药，当饭前服之。

泻黄散又名泻脾散　治脾热弄舌。

藿香叶七钱　山栀子仁一钱　石膏五钱　甘草三两　防风四两，去芦，切，焙

上剉，同蜜酒微炒香为细末，每服一钱至二钱，水一盏，煎至五

分，温服清汁，无时。

【点评】泻黄散清泻与升发并用，兼顾脾胃。用于治疗脾胃伏火，口燥唇干、口疮口臭、烦渴易饥；或小儿身凉身黄睛黄，疳热口臭唇焦，泄泻黄沫，脾热口甜，胃热口苦，不吮乳，小儿弄舌。临床上用本方加减可治疗上呼吸道感染、支气管炎、肺炎、口炎、舌炎、胃炎等证属脾胃伏火者。小儿先天不足、大脑发育不全之弄舌者禁用，阴虚有热者禁用。

白术散 治脾胃久虚，呕吐泄泻，频作不止，精液苦竭，烦渴躁，但欲饮水，乳食不进，羸瘦困劣，因而失治，变成惊痫，不论阴阳虚实，并宜服。

人参切去头，二钱五分 白茯苓五钱 白术五钱，炒 藿香叶五钱 木香二钱 甘草一钱 葛根五钱，渴者加至一两

上㕮咀，每服三钱，水煎，热甚发渴，去木香。

【点评】本方具有健脾益气、和胃生津的作用。方中人参甘温益气，健脾养胃，为君药；白术苦温，健脾燥湿，加强益气助运之力，为臣药；茯苓健脾渗湿，葛根升阳生津，藿香化湿止呕，木香调理中焦气机，诸药合用为佐药，共奏健脾祛湿理气之功；甘草甘温，益气和中，调和诸药，为使药。本方治疗脾胃虚弱，津虚内热者，症见呕吐泄泻、肌热烦渴。现亦多用于慢性消化不良、婴幼儿腹泻，小儿疳证，小儿多尿、遗尿、流涎，肾病水肿等属脾胃虚弱者。

涂囟法

麝香_{一字匕}　蝎尾_{去毒，为末，半钱，一作半字}　薄荷叶_{半字匕}　蜈蚣末　牛黄末　青黛末_{各一字匕}

上同研匀，用熟枣肉剂为膏，新绵上涂匀，贴囟上，四方可出一指许，火上炙手频熨，百日内外小儿，可用此。

【点评】方中麝香开窍醒神，活血通络，为君；薄荷叶清利头目，为臣；蝎尾、蜈蚣祛风解毒定惊，牛黄、青黛清热解毒凉血，为佐。诸药同用，以清热开窍、凉血解毒。本法用于治疗百日内小儿发搐，直接运用于皮肤，透皮吸收，治疗无痛苦，不伤脾胃。小儿肌肤薄嫩，切勿久贴。

浴体法　治胎肥、胎热、胎怯。

天麻末_{二钱}　全蝎_{去毒，为末}　朱砂_{各五钱}　乌蛇肉_{酒浸焙干}　白矾_{各二钱}　麝香_{一钱}　青黛_{三钱}

上同研匀，每用三钱，水三碗，桃枝一握、叶五七枚，同煎至十沸，温热浴之，勿浴背。

【点评】本方具有清热解毒、息风通络作用。天麻、全蝎息风通络，朱砂安神清热，麝香开窍通络，乌梢蛇祛风通络，青黛清热，白矾解毒。诸药共用，用于治疗胎肥、胎热、胎怯、小儿百日内发搐。切勿涂擦后背。

甘桔汤　治小儿肺热，手掐眉目鼻面。

桔梗_{二两}　甘草_{一两}

上为粗末，每服二钱，水一盏，煎至七分，去滓，食后温服。加荆芥、防风，名如圣汤。热甚加羌活、黄芩、升麻。

【点评】本方清肺泻火，用于治疗小儿肺热，手掐眉目鼻面。方中桔梗味苦、辛，性平，归肺经，因其具辛散苦泄之功，故能开宣肺气而利胸膈咽喉，并有较好的祛痰作用，治咳嗽痰多，不论肺寒、肺热俱可应用，与甘草相配有排脓之效。甘草性平，归心、肺、脾、胃经，能润肺缓急，有一定止咳平喘之效，因其性平，故寒证、热证均可配伍应用，其还有良好的解毒功效，与桔梗相伍则加强排脓解毒之效，应用于痈疽疮毒。桔梗与甘草同用，可治疗上焦诸症，与其他药配用可引药上行达于上焦病所，而上焦为肺之所居，故该方可治肺痈、胸痛、咳吐黏痰脓血等症。如若热甚，可加羌活、黄芩、升麻。

安神丸　治面黄颊赤，身壮热，补心。一治心虚肝热，神思恍惚。

马牙硝五钱　　白茯苓五钱　　麦门冬五钱　　干山药五钱　　龙脑一字，研

寒水石五钱，研　　朱砂一两，研　　甘草五钱

上末之，炼蜜为丸，鸡头大，每服半丸，砂糖水化下，无时。

【点评】马牙硝清五脏积热伏气，白茯苓、干山药渗湿健脾，麦门冬清心除烦，寒水石清热降火、利窍，龙脑清热解毒，朱砂安神清热，甘草清热解毒、调和诸药。诸药共用，补心、定惊、泻火，主治小儿心虚肝热，面黄颊赤、身热、神志恍惚、惊风、惊啼、因惊吐奶。方中含朱砂，不宜过服久服。肝肾功能不全者慎用。安神散亦可安神补心，心火盛之心神不安而动悸者可用之。

当归散　治小儿夜啼者，脏寒而腹痛也。面青手冷，不吮乳者是也。

当归 白芍药 人参各一分 甘草炙,半分 桔梗 陈皮不去白,各
一分

上为细末,水煎半钱,时时少与服。又有热痛,亦啼叫不止,夜
发,面赤唇焦,小便黄赤,与三黄丸,人参汤下。

【点评】方中当归补血调经,散瘀止痛,润肠通便;陈皮、桔
梗行气止痛,健脾;白芍缓急止痛;人参大补元气,补脾益肺,
生津,安神益智;甘草调和诸药。诸药合用,共奏温中散寒,行
气止痛之功,用于小儿变蒸,有寒无热,及虚寒腹痛;治小儿夜
啼,脏寒而腹痛,面青手冷,不吃乳食。病初愈后,切勿暴饮
暴食。

泻心汤 治小儿心气实,则气上下行涩,合卧则气不得通,故喜
仰卧,则气上下通。

黄连一两,去须

上为末,每服五分,临卧取温水化下。

【点评】本方用一味黄连清热燥湿,泻火解毒。黄连苦降,入
脾、胃经,疗湿热痞满、呕吐吞酸、腹胀嗳气;入大肠经,疗腹
痛腹泻、湿热黄疸;入心经,疗心火亢盛或热盛不宁的高热神
昏、心烦不眠、心悸不宁等;还可以清热解毒消痈疖,用于痈肿
疮疔、目赤肿痛、胃火牙痛等的治疗。黄连苦寒,脾胃虚弱者
慎用。

生犀散 治目淡红,心虚热。

生犀二钱,锉末 地骨皮自采者佳 赤芍药 柴胡根 干葛剉,各一两
甘草炙,五钱

上为粗末，每服一二钱，水一盏，煎至七分，温服，食后。

【点评】生犀散以生犀角为主药凉血清心，地骨皮退虚热，赤芍柔肝敛阴，又加干葛、柴胡根散外来之邪，甘草和中解毒。本方具有镇肝、除心热作用，用于治疗小儿阴虚，血分有热，或兼感外邪，日晡潮热，夜有盗汗，五心烦热，形体羸瘦，口干颊赤者。现代犀角多以水牛角代之，并加量应用。本方为滋阴之药，食后服用效佳。

白饼子又名玉饼子　治壮热。

滑石末一钱　轻粉五钱　半夏末一钱　南星末一钱　巴豆二十四个，去皮膜，用水一升，煮干，研细

上三味，捣罗为末，入巴豆粉，次入轻粉，又研匀，却入余者药末，如法令匀，糯米粉丸如绿豆大，量小儿虚实用药。三岁以下，每服三丸至五丸，空心，紫苏汤下。忌热物，若三五岁儿，壮实者不以此为，加至二十丸，以利为度。

【点评】本方具有消食导滞的作用。方用南星、半夏之辛温以化痰积，用轻粉之辛冷以杀虫积，用滑石之甘寒以降热积，用巴豆平诸般积，一鼓荡平痰癖、血瘕、气痞、食积等物，不留余孽。主治小儿痰食积滞内阻致发惊搐、癫痫；或腹有癖积及夹食伤寒，身体温，多唾多睡；或吐不思食，大便乳食不消，腹中有癖，但饮乳，及漱而吐痰涎乳食；或小儿夹食伤寒，发热呕吐，嗳气，肚疼者。现代临床亦用于治疗小儿高热不退。服药期间忌热物。脾胃虚弱幼儿应慎食过于寒凉之物，以防寒凉太过伤脾胃。

利惊丸 治小儿急惊风。

青黛 轻粉_{各一钱} 牵牛末_{五钱} 天竺黄_{二钱}

上为末，白面糊丸，如小豆大，二十丸，薄荷汤下。一法炼蜜丸，如芡实大一粒，化下。

【点评】方中青黛清热解毒，凉血定惊；轻粉祛痰消积，逐水通便；牵牛末泻下逐水，消痰涤饮，消积；天竺黄清热化痰，安神。诸药合用，共奏清热化痰、安神定志之效。本方用以治疗小儿实热惊风，症见小儿急惊风，身热面赤，喘胀腹满，大小便秘者。

栝蒌汤 治慢惊。

栝蒌根_{二钱} 白甘遂_{一钱}

上用慢火炒焦黄色，研匀，每服一字，煎麝香薄荷汤调下，无时。凡药性虽冷，炒焦用之，乃温也。

【点评】方中栝楼根、白甘遂泻水逐肿、消肿散结，二药合用具有清热化痰、散结消肿作用，治疗慢惊有阳证。慢惊属于久病后肺脾肾虚，息风止痉后应调补肺、脾、肾，以绝慢惊之根源。切记辨证施治，明其阴阳。

五色丸 治五痫。

朱砂_{五钱，研} 水银_{一两} 雄黄_{一两} 铅_{三两，同水银熬} 珍珠末_{一两，研}

上炼蜜丸，如麻子大，每服三四丸，金银、薄荷汤下。

【点评】方中朱砂清热解毒、清心镇惊，水银攻毒，雄黄燥湿祛痰、解毒、杀虫，珍珠末镇心安神。诸药同用以清热解毒、祛痰定惊，主治痫证。五脏皆可为痫病，宜及早施治。

调中丸

人参_{去芦}　白术　干姜_{炮，各三两}　甘草_{炙，减半}

上为细末，丸如绿豆大，每服半丸至二三十丸，食前温水送下。

【点评】本方具有温中散寒、益气健脾作用。治疗脾虚中寒，症见中焦虚寒，下利清谷，腹痛食少，面色清冷，舌淡苔白，脉虚弱。方中人参为君，甘温益气，健脾养胃；臣以苦温之白术，健脾燥湿，加强益气助运之力；佐以干姜温中散寒，温肺化饮，则祛湿之功益著；使以炙甘草，益气和中，调和诸药。四药配伍，共奏温中散寒、益气调中之功。

塌气丸　治虚胀如腹大者，加萝卜子名褐丸子。

胡椒_{一两}　蝎尾_{去毒，五钱}

上为细末，面丸粟米大，每服五七丸至一二十丸，陈米饮下，无时。一方有木香一钱。

【点评】本方具有温中散寒止痛作用，用于治疗小儿脾虚腹胀，中满下虚，症见寒气郁结、虚胀腹大、手足冷厥、面青气急者。方中胡椒温中散寒，助消化，止痛；蝎尾息风镇惊，通络止痛。

木香丸　治小儿疳瘦腹大。

木香　青黛_{另研}　槟榔　豆蔻_{去皮，各一分}　麝香_{另研，一钱五分}　续随子_{去皮，一两}　虾蟆_{三个，烧存性}

上为细末，蜜丸绿豆大，每服三五丸至一二十丸，薄荷汤下，食前。

【点评】本方具有行气、止痛、健脾、消食作用。方中木香行气止痛，健脾消食；槟榔驱虫消积；青黛清热解毒，凉血消斑，清肝泻火，定惊；豆蔻开胃消食，温中止呕，化湿行气；麝香开窍、辟秽、通络、散瘀；续随子解毒杀虫，逐水消肿，破癥化瘀；虾蟆清热解毒，健脾消积。共同治疗小儿疳瘦腹大之症，尤适于疳证偏于寒者。孕妇慎用。

胡黄连丸　治肥热疳。

川黄连五钱　胡黄连五钱　朱砂一钱，另研

以上二物为细末，入朱砂末，都填入猪胆内，用淡浆水煮，以杖于铫子上，用线钓之，勿着底，候一炊久取出，研入芦荟、麝香各一分，饭和丸如麻子大，每服五七丸至二三十丸，米饮下，食后。一方用虾蟆半两不烧。

【点评】本方具有清热燥湿、解毒的作用。川黄连泻火解毒，清热燥湿；胡黄连清热燥湿，清虚热。二药合用增强燥湿清热之功。朱砂清心镇惊，安神解毒。芦荟泻火解毒，化瘀杀虫。麝香活血通经止痛。诸药合用，治小儿过食肥甘，脾胃失运，食积化热之疳积。

兰香散　治疳气，鼻下赤烂。

兰香叶菜名，烧灰，二钱　铜青五分　轻粉二字

上为细末，令匀，看疮大小干贴之。

【点评】本方收湿敛疮，杀虫止痒。方中轻粉、铜青祛腐敛疮杀虫，兰香叶烧灰收敛止血。诸药同用起到收湿敛疮的作用，用于治疗小儿疳气，鼻下赤烂，风毒恶疮，及下注疮，或痛或痒。

以醋调涂疮上，如有汁，即干敷。

白粉散 治诸疳疮。

海螵蛸三分　白及三分　轻粉一分

上为末，先用浆水洗，拭干贴。

【点评】本方收湿敛疮，亦是外治疳疮之简单实用良方，治疗疮疡久不收口。轻粉拔毒，海螵蛸、白及生肌收口，浆水化滞物以治疳疮。

消积丸 治大便酸臭。

丁香九个　缩砂仁二十个　乌梅肉三个　巴豆二个，去皮油心膜

上为细末，面糊丸黍米大。三岁以上三五丸，以下三二丸。温水下，无时。

【点评】方中丁香温中降逆，行气止痛；缩砂仁化湿醒脾，温中行气。二药合用，温中行气，健脾止痛。乌梅肉与巴豆相配，散中予收，泻下攻积，而不伤正。用于治疗小儿因喂养不当导致的脾胃虚弱，饮食积滞，症见腹部胀满、大便酸臭、消化不良者。

安虫散 治小儿虫痛。

胡粉炒黄　槟榔　川楝子去皮核　鹤虱炒黄，各二两　白矾铁器熬，一分
干漆炒烟尽，二分　雄黄一分　巴豆霜一分

上为细末，每服一字，大者半钱。温米饮调下，痛时服。

【点评】本方具有温阳止痛、杀虫消积的作用。方中胡粉温中散寒安蛔，槟榔、川楝子理气止痛，干漆、鹤虱、雄黄解毒杀

虫，槟榔、巴豆霜开肠道。尤其适用于虫积属寒证，症见小儿虫积成团，腹中疼痛，肚腹胀满，大便秘结者。脾胃虚弱者慎用，体虚者忌服。

紫霜丸 消积聚。

代赭石煅，醋淬七次　赤石脂各一钱　杏仁五十粒，去皮尖　巴豆三十粒，去皮膜心出油

上先将杏仁、巴霜入乳钵内，研细如膏，却入代赭、石脂末，研匀，以汤浸蒸饼为丸，如粟米大。一岁服五丸，米饮汤下；一二百日内儿三丸，乳汁下。更宜量其虚实加减，微利为度。此药兼治惊痰诸证，虽下不致虚人。

【点评】本方具有降逆止呕的作用，方中代赭石重镇降逆；杏仁苦而下气，能润肠通便；巴豆峻下冷积，逐水退肿；赤石脂甘温而涩，能温里涩肠固脱，以防降逆太过。诸药合用共筑降逆之功，主治发热时吐泻不止、身热口渴者。中病即止，病后注意顾护脾胃以恢复脾胃升降之功能。

止汗散 治六阳虚汗，上至头，下至项，不过胸也，不须治之。喜汗，厚衣卧而额汗出也，止汗散止之。

蒲扇灰如无扇，只将故蒲烧灰研细，每服一二钱，温酒调下，无时。

【点评】本方具有收敛止汗的作用。蒲扇由蒲葵的叶子编织而成，蒲葵味甘、涩，性平，可治疗咯血、吐血、衄血、崩漏、外伤出血、自汗、盗汗。清初医学家张石顽说："蒲灰止血、利小便，与蒲黄不异。汗即血之液，方取多曾沾汗之旧扇烧灰，主治睡汗，同气相求之妙。"蒲葵烧炭存性可收敛止血止汗，治疗阳虚

汗出过多。上卷文曰："睡而自汗出，肌肉虚也，止汗散主之。"过汗伤津易致痉，汗出过多需要口服补液支持。

香瓜丸 治遍身汗出。

大黄瓜_{黄色者一个，去瓤} 川大黄_{湿纸裹，煨至纸焦} 胡黄连 柴胡_{去芦}

鳖甲_{醋炙黄} 芦荟 青皮 黄柏_{各等分}

上除黄瓜外，同为细末。将黄瓜割去头，填入诸药置满，却盖口，用杖子插定，漫火内煨热，面糊丸，如绿豆大。每服三二丸，食后，冷浆水或新水下。大者五七丸至十丸。

【点评】本方具有清热泻火、清营凉血的作用。大黄、芦荟清热泻火解毒，胡黄连、柴胡、鳖甲、黄柏善清血分虚热，配用大黄瓜加重养阴清心泻火之力。汗证属阴虚有热者、小儿疳黄、盗汗、骨蒸潮热、腹大肌瘦者宜服之。食后冷浆水或新水送下。

花火膏 治夜啼。

灯花_{一棵}

上取下，涂乳上，令儿吮之。

【点评】本方具有清心泻火的作用。《本草纲目》中记载灯花可敷金疮，止血生肉，用于热证心躁夜啼，治疗小儿邪热在心，夜啼不止，用两三颗，涂抹乳头上，让小儿吸吮。

白玉散 治热毒气客于腠理，搏于血气，发于外皮，上赤如丹，是方用之。

白土_{二钱五分，又云滑石} 寒水石_{五钱}

上为末，用米醋或新水调涂。

【点评】本方具有清热凉血、解毒的作用。滑石性苦、温，无毒，苦能清热，温能败毒；寒水石清泄肺热；涂以米醋，外敷赤丹，以成清热凉血败毒之功。多用于皮肤科。赤游丹毒、皮肤溃破者慎用。

牛黄膏　治惊热。

雄黄<small>小枣大，用独茎萝卜根，水并醋共大盏煮尽</small>　甘草<small>末</small>　甜硝<small>各三钱</small>　朱砂<small>半钱匕</small>　龙脑<small>一钱匕</small>　寒水石<small>研细，五钱匕</small>

上同研匀，蜜和为剂，食后，薄荷汤温化下半皂子大。

【点评】本方具有清热镇惊的作用。朱砂清心泻火，重镇安神，息风止痉；芒硝、寒水石清热泻火；薄荷疏风清热。诸药合治疗小儿心肝有热之惊热。

牛黄丸　治小儿疳积。

雄黄<small>研，水飞</small>　天竺黄<small>各二钱</small>　牵牛<small>末，一钱</small>

上同再研，面糊为丸，粟米大，每服三丸至五丸。食后，薄荷汤下。并治疳消积，常服尤佳，大者加丸数。

【点评】本方具有解毒杀虫、止痒的作用，用于治疗小儿疳积。方中雄黄攻毒杀虫止痒，祛风定惊，燥湿祛痰，截疟；天竺黄清热化痰，安神；牵牛利水消肿，泻下通便，杀虫攻积。

玉露丸<small>又名甘露散</small>　治伤热吐泻，黄瘦。

寒水石<small>软而微青，黑中有细纹者是</small>　石膏<small>坚白而墙壁，手不可折者是好，各半两</small>　甘草<small>生，一钱</small>

上同为细末，每服一字或半钱、一钱，食后，温汤调下。

【点评】本方具有清热解毒、生津的作用。方中寒水石、石膏清热泻火，生津；甘草清热解毒，调和诸药。三药合用，清热解毒、生津，用于治疗小儿伤于热邪而出现呕吐腹泻、面黄肌瘦者。

百祥丸一名南阳丸　治疮疹倒黡黑陷。

用红芽大戟，不以多少，阴干，浆水煮软去骨，日中曝干，复内汁中煮，汁尽焙干为末，水丸如粟米大。每服一二十丸，研赤脂、麻汤下，吐利同，无时。

【点评】本方具有消肿散结、泻下逐水的作用，治疗痘疮内陷，热毒里实证。红芽大戟消肿散结，泻下逐水，痘疮初发用之可预防毒气上迫咽喉。

牛李膏一名必胜膏　治同前方。

牛李子

上杵汁，石器内熬膏，每服皂子大，煎杏胶汤化下。

【点评】本方具有清热利湿的作用。

宣风散　治小儿慢惊。

槟榔二个　陈皮　甘草各半两　牵牛四两，半生半熟

上为细末，三二岁儿，蜜汤调下五分，以上一钱，食前服。

【点评】宣风散破气消积、化痰逐水，治小儿食积气滞，肠胃失运，成为慢惊，腹胀便秘，胸闷气喘；亦治水肿，水湿内停，大便不通，小便甚少者。方中牵牛苦辛善走，通利二便，攻积逐

水；辅以槟榔，破气消导；佐以陈皮，调理气机，化痰和胃；使用甘草，调和诸药。综合为方，力专攻积。故小儿慢惊属痰积食滞者可以应用，水肿亦可运用。慢惊属子虚证者忌用。

麝香丸 治小儿一切惊、疳等病。

草龙胆　胡黄连各半两　木香　蝉壳去剑为末，干秤　芦荟去砂秤　熊胆　青黛各一钱　轻粉　脑麝　牛黄各一钱，并别研　瓜蒂二十一个，为末

上猪胆丸如桐子及绿豆大。惊疳脏腑，或秘或泻，清米饮或温水下，小丸五七粒至一二十粒。疳眼，猪肝汤下；疳渴，㸌猪汤下亦得，猪肉汤下亦得。惊风发搐，眼上，薄荷汤化下一丸，更水研一丸滴鼻中。牙根疮、口疮，研贴。虫痛，苦楝子或白芜荑汤送下。百日内小儿，大小便通，水研封脐中。虫候，加干漆、好麝香各少许，并入生油一两点，温水化下。大凡病急则研碎，缓则浸化，小儿虚极、慢惊者勿服，尤治急惊痰热。

【点评】本方具有清热化痰、息风止痉的作用。方中牛黄可息风止痉，清热解毒；龙胆草清热燥湿泻火；胡黄连既能退小儿疳热，又可清肠胃湿热；木香为行气止痛要药；配合清热的熊胆、青黛、芦荟，用于治小儿慢惊、疳等病，尤治急惊痰热。小儿虚极、慢惊者勿服。

大惺惺丸 治惊疳百病及诸坏病，不可具述。

辰砂研　青礞石　金牙石各一钱半　雄黄一钱　蟾灰二钱　牛黄　龙脑各一字，别研　麝香半钱，别研　蛇黄三钱，醋淬五次

上研匀细，水煮，蒸饼为丸，朱砂为衣，如绿豆大。百日儿每服一丸，一岁儿二丸，薄荷温汤下，食后。

【点评】本方具有清热解毒、镇惊安神、开窍、杀虫的作用。方中辰砂清热解毒、镇心安神，青礞石坠气下痰、平肝镇惊，雄黄解毒杀虫，牛黄、蛇黄清心，同时配以龙脑、麝香辛香走窜，开窍醒神。用于治疗惊疳百病及诸坏病。因此方含辛香走窜类药物，故不宜久服。

小惺惺丸 解毒，治急惊，风痫，潮热及诸疾虚烦，药毒上攻，躁渴。

腊月取东行母猪粪_{烧灰存性} 辰砂_{水研飞} 脑 麝_{各二钱} 牛黄_{一钱} _{各别研} 蛇黄_{西山者，烧赤，醋淬三次，水研飞，干用半两}

上以东流水作面糊丸，桐子大，朱砂为衣，每服二丸，钥匙研破，温水化下。小儿才生，便宜服一丸，除胎中百疾，食后。

【点评】小惺惺丸息风定惊、解毒、除烦。明代著名医药学家李时珍著《本草纲目》援引《圣惠方》称："小儿夜啼。猪屎烧灰，淋汁浴儿，并以少许服之。"可见母猪粪有凉肝、清热、定惊之效，同牛黄、辰砂、蛇黄同用更加增强了其凉肝息风止痉之功。诸药合用，治疗急惊、风痫、潮热，及诸疾虚烦、药毒上攻、燥渴等。本品寒凉药居多，应中病即止，脾胃虚寒者慎用。

银砂丸 治涎盛膈热，实痰嗽，惊风，积，潮热。

水银_{结砂子，三皂子大} 辰砂_{研，二钱} 蝎尾_{去毒，为末} 硼砂 粉霜_{各研} 轻粉 郁李仁_{去皮，焙，秤为末} 白牵牛_{一钱} 铁粉 好腊茶_{各三钱}

上同为细末，熬梨汁为膏，丸如绿豆大。龙脑水化下一丸至三丸。亦名梨汁饼子，及治大人风涎，并食后。

【点评】本方具有泄热、消积、化痰、息风止痉的作用，用于治疗小儿涎盛、膈热、实痰嗽、惊风、积、潮热，及大人风涎等。朱砂、水银砂子清热解毒，镇心安神；硼砂内服清肺化痰，用于痰热壅滞，痰黄黏稠、咳吐不利；蝎尾息风止痉效果佳；白牵牛苦寒，可泻下逐水，去积杀虫。本方应用水银、轻粉、粉霜、朱砂等大量含汞的大毒药物，副作用过大，不宜长期服用，应中病即止。现在水银已不提倡内服，只限于外用。

蛇黄丸　治惊痫。因震骇、恐怖、叫号、恍惚是也。

蛇黄_{真者三个，火煅，醋淬}　郁金_{七分，一处为末}　麝香_{一字匕}

上为末，饭丸桐子大。每服一二丸，煎金银磨刀水化下。

　　【点评】本方具有清心镇惊、开窍醒神的作用。蛇黄安神镇惊，止血定痛；郁金辛散苦泻，能解郁开窍，兼有清心之功；麝香辛香走窜，开窍醒神，治惊痫。蛇黄为含铁的化合物，脾胃虚弱者慎用；麝香辛散耗气，不宜久用。

三圣丸　化痰涎，宽膈，消乳癖，化惊风、食痫、诸疳。小儿一岁以内，常服极妙。

　　【点评】三圣丸具有化痰、宽胸、消乳、祛风止惊的作用，用于一岁之内小儿最佳。本书未列方药组成及剂量、服法，待考。

小青丸

青黛_{一钱}　牵牛_{末，三钱}　腻粉_{一钱}

并研匀，面糊丸，黍米大。

【点评】本方具有化痰息风、除痞的作用。腻粉为水银煅制之物，可治痰涎积滞，今多不用；青黛清肝热、息肝风；牵牛化乳癖，共用治疗痰涎、乳癖、惊风、食痫、诸疳。

小红丸

天南星末，一两，生　朱砂半两，研　巴豆一钱，取霜

并研匀，姜汁面糊丸，黍米大。

【点评】本方具有化痰涎、宽膈、消乳癖、化惊风的作用。方用天南星除痰，朱砂镇惊，巴豆除癖。主治乳癖、惊风、食痫、诸疳风热。现代研究表明，天南星中所含的有效成分能抗心律失常，煎剂具有祛痰、抗惊厥、镇静镇痛作用。巴豆有大毒，应中病即止，孕妇及体弱者忌服。

小黄丸

半夏生末，一分　巴豆霜一字匕　黄柏末，一字匕

并研匀，姜汁面糊丸，黍米大。以上，百日者各一丸，一岁者各二丸，随乳下。

【点评】半夏化痰，黄柏清热，巴豆攻癖，一化一清一下，三药合用共同起到宽胸利膈、化惊消癖的作用，临床多用于治疗痰涎、乳癖、惊风、食痫、诸疳。现代研究表明，巴豆霜灌胃可明显增强胃肠蠕动，有促进肠套叠还纳的作用。巴豆油口服能使口腔、咽及胃部产生灼热感，并有催吐作用，且可导致炎症反应。巴豆有大毒，服用时应中病即止，孕妇及体弱者忌服。

铁粉丸　治涎盛，潮搐，吐逆。

水银砂子二分　朱砂　铁粉各一分　轻粉二分　天南星炮制，去皮脐，取末一分

上同研，水银星尽为度，姜汁面糊丸，粟米大，煎生姜汤下，十丸至十五丸、二三十丸。无时。

【点评】本方又名太子丹，朱砂、铁粉清心降火，重镇安神；天南星燥湿化痰，祛风解痉；用生姜汁送服，取姜汁性热，缓解药物寒性，同时也有用生姜制南星之意。诸药合用可坠风痰，多用于治疗小儿涎盛潮搐、吐逆。现代研究表明，天南星中所含的有效成分能抗心律失常。本品含有朱砂、轻粉、水银等有毒药物，并有麝香、龙脑之类辛散耗气之品，不宜长期服用，应中病即止。

银液丸　治惊热，膈实呕吐，上盛涎热。

水银半两　天南星二钱，炮　白附子一钱，炮

上为末，用石脑油为膏。每服一皂子大，薄荷汤下。

【点评】本方用于治疗惊热膈实上盛诸证。其中天南星、白附子祛风化痰；薄荷辛以发散、凉以清热，清轻凉散，为疏散风热之品。三药合用起到发散风热、疏肝解郁、祛风化痰的作用。应用时应注意因水银有毒，现代用药只局限于外用拔脓化腐，不再用于内服。

镇心丸　治小儿惊痫，心热。

朱砂　龙齿　牛黄各一钱　铁粉　琥珀　人参　茯苓　防风各二钱　全蝎七个，焙

上末，炼蜜丸如桐子大，每服一丸，薄荷汤下。

【点评】本方中朱砂、琥珀、龙齿、铁粉重镇安神，牛黄、铁粉清心降火，人参、茯苓健脾益肺，防风、全蝎息风止痉。诸药合用共同起到清心安神、息风止痉的功效。临床可用于小儿诸风、急慢惊痫、心实热、忪悸恍惚、痰壅昏倦、上盛渴躁、夜卧不宁等症。脾胃虚寒者慎服。

金箔丸　治急惊涎盛。

金箔二十片　天南星剉，炒　白附子炮　防风去芦须，焙　半夏汤浸七次，切，焙，干秤，各半两　雄黄　辰砂各一分　生犀末半分　牛黄　脑　麝各半分。以上六物研

上为细末，姜汁面糊丸，麻子大，每服三五丸至一二十丸，人参汤下。如治慢惊，去龙脑，服无时。

【点评】本方以金箔为君，镇静安神，配以天南星、白附子息风止痉，半夏燥湿化痰，牛黄凉肝息风，脑、麝开窍醒神，共达凉肝息风、燥湿化痰的功效。临床多用于治疗急惊涎盛。现代药理研究显示，半夏对咳嗽中枢有镇静作用，可解除支气管痉挛，并使支气管分泌物减少而有镇咳作用。本方含有金箔等毒性药物，且麝香、龙脑辛散耗气，不宜长期应用，应中病即止。

辰砂丸　治惊风涎盛潮作，及胃热吐逆不止。

辰砂别研　水银砂子各一分　天麻　牛黄五分　脑　麝别研，五分　生犀末　白僵蚕酒炒　蝉壳去足　干蝎去毒，炒　麻黄去节　天南星汤浸七次，焙切，干秤，各一分

上同为末，再研匀，熟蜜丸如绿豆大，朱砂为衣，每服一二丸或五七丸，食后服之，薄荷汤送下。

【点评】本方以辰砂、水银砂子为君，清热解毒，镇心安神；配以天麻、牛黄、僵蚕、蝉壳、干蝎、天南星、脑、麝、生犀末清热凉肝，豁痰开窍，息风止痉。临床用于治疗惊风涎盛潮作，及胃热吐逆不止。现代研究表明，麻黄有缓解平滑肌痉挛的作用，对中枢系统有明显的兴奋作用。应用时应还注意本品含有朱砂、水银等毒性药物，麝香、龙脑辛散耗气，故不宜长期应用，如必须服用应中病即止。

剪刀股丸 治一切惊风，久经宣利，虚而生惊者。

朱砂 天竺黄各研 白僵蚕去头足，炒 蝎去毒，炒 干蟾去四足并肠，洗，炙焦黄，为末 蝉壳去剑 五灵脂去黄者为末，各一分 牛黄 龙脑并研，各一字 麝香研，五分 蛇黄五钱，烧赤，醋淬三五次，放水研飞

上药末共二两四钱，东流水煮，白面糊丸，桐子大。每服一丸，剪刀环头研，食后薄荷汤化下。如治慢惊，即去龙脑。

【点评】朱砂镇心安神，清热解毒；天竺黄清热化痰，清心定惊；白僵蚕息风止痉；蟾皮清热解毒，利水消胀；五灵脂活血止痛，化瘀消肿；牛黄清热消肿，凉肝定惊；龙脑、麝香开窍醒神；蛇黄镇心安神。诸药合用共筑清热化痰、凉肝息风止痉之功，用于治疗一切惊风，久经宣利，虚而生惊者。

麝蟾丸 治惊风、惊涎潮搐。

大干蟾秤二钱，烧灰另研 铁粉三钱 朱砂 青礞石末 雄黄末 蛇黄烧，淬取末，各二钱匕 龙脑一字 麝香一钱匕

上件研匀，水浸，蒸饼为丸，如桐子大，朱砂为衣。薄荷水下半丸至一丸。无时。

【点评】大干蟾清热解毒，利水消胀；青礞石坠气下痰，平肝镇惊；麝香开窍醒神；铁粉治惊痫抽搐及血痢久不止。诸药合用共筑豁痰开窍、平肝定惊、息风止痉之功，用于治疗小儿惊涎抽搐。

软金丹 治惊热痰盛，壅嗽膈实。

天竺黄 轻粉_{各二两} 青黛_{一钱} 黑牵牛_{头，末} 半夏_{用生姜三钱捣曲，}同焙干，再为细末，各三分

上同研匀，熟蜜剂为膏。薄荷水化下，半皂子大至一皂子大，量儿度多少用之。食后。

【点评】方中天竺黄、半夏清热化痰，清心定惊；轻粉、牵牛通利二便，逐水；青黛清热解毒，清肝泻火定惊。三药合用，配合薄荷水，共筑平肝定惊、化痰开窍之功。应用时应注意青黛寒凉，胃寒者慎用。

桃枝丸 疏取积热及结胸，又名桃符丸。

巴豆霜 川大黄 黄柏_{末，各一钱一字} 轻粉 硇砂_{各五分}

上为细末，面糊丸，粟米大。煎桃枝汤下。一晬儿，五七丸，五七岁，二三十丸。桃符汤下亦得。未晬儿，三二丸，临卧。

【点评】巴豆霜峻下冷积；大黄泻下攻积，清热泻火；黄柏清热燥湿；轻粉通利二便，逐水退肿。诸药共用，疏去积热，主积聚，破结血，治积热在里，结胸痰实之证。现代研究表明，桃枝可活血通络，解毒杀虫；大黄促排便，抗感染，健胃利胆。应用本品时应该注意大黄、黄柏均为寒凉药物，应中病即止，脾胃虚弱者慎用。

蝉花散　治惊风，夜啼，咬牙，咳嗽，及疗咽喉壅痛。

蝉花和壳　白僵蚕直者酒炒熟　甘草炙，各一分　延胡索半分

上为末，一岁一字，四五岁半钱。蝉壳汤下。食后。

【点评】方中蝉花疏散风热，定惊解痉；白僵蚕祛风定惊，解毒散结；延胡索活血行气，止痛；甘草清热解毒，祛痰止咳。诸药合用，共为清热解毒、利咽定惊之功效。现代药理研究表明，蝉蜕有解热镇静作用，僵蚕的醇和水浸出物对实验动物有催眠作用。

钩藤饮子　治吐利，脾胃虚弱，虚风慢惊。

钩藤三分　蝉壳　防风去芦头，切　人参去芦头，切　麻黄去节，秤　白僵蚕炒黄　天麻　蝎尾去毒，炒，各半两　甘草炙　川芎各一分　麝香一分①，别研入

上同为细末，每服二钱，水一盏，煎至六分，温服，量多少与之。寒多，加附子末半钱，无时。

【点评】方中钩藤、天麻、僵蚕平肝息风，麻黄、防风疏散外风，诸药合用具有平肝息风、补脾益气、止惊的功效，用于治疗吐泻、脾胃虚风、慢惊证。

抱龙丸　治伤风瘟疫，身热昏睡，气粗，风热痰塞壅嗽，惊风潮搐，及蛊毒中暑，沐浴后并可服，壮实小儿宜时与服之。

天竺黄一两　雄黄水飞，一钱　辰砂　麝香各别研，半两　天南星四两，腊月酿牛胆中，阴干百日，如无，只将生者去皮脐，剉，炒干用

---

①　一分：聚珍本作"一钱"。

上为细末，煮甘草水和丸，皂子大，温水化下服之。百日小儿，每丸分作三四服，五岁一二丸，大人三五丸，亦治室女白带，伏暑用盐少许，嚼一二丸，新水送下。腊月中，雪水煮甘草和药，尤佳。一法用浆水①或新水，浸天南星三日，候透软，煮三五沸，取出，乘软切去皮，只取白软者，薄切焙干，炒黄色，取末八两，以甘草二两半，拍破，用水二碗，浸一宿，慢火煮至半碗，去滓，旋旋洒入天南星末，慢研之，令甘草水尽，入余药。

【点评】本方具有清热解毒之功，用于治疗小儿痰热内壅之急惊实证。琥珀抱龙丸、牛黄抱龙丸皆由此方加减而成。此方辰砂、麝香用量较大，今应减量用之。

豆卷散　治小儿慢惊，多用性太温及热药治之，有惊未退而别生热症者，有病愈而致热症者，有反为急惊者甚多。当问病者几日，因何得之。曾以何药疗之，可用。毒之药，无不效，宜此方。

大豆黄卷 水浸黑豆，生芽是也，晒干　板蓝根　贯众　甘草 炙，各一两

上四物同为细末，每服半钱至一钱，水煎，去滓服，甚者三钱，浆水内入油数点，煎又治吐虫，服无时。

【点评】方中大豆黄卷清热利湿，板蓝根、贯众均有清热解毒之功，用于治疗过服温药所致慢惊，同时可用于解毒。

龙脑散　治急慢惊风。

大黄 蒸　甘草　半夏 汤洗，薄切，用姜汁浸一宿，焙干，炒　金星石②　禹

---

① 浆水：《本草纲目·浆水》载："嘉谟曰：浆，酨也。炊粟米熟，投冷水中，浸五六日，味酢生白花，色类浆，故名。"

② 金星石：《本草纲目·石部》载："金星有数种……金星、银星无毒，住涎热血病。"

余粮　不灰木①　青蛤粉　银星石　寒水石

上各等分，同为细末，入龙脑一字，再研匀，新水调一字至五分，量儿大小与之，通解诸毒，本旧方也，仲阳添入甘松三二枝，藿香叶末一钱，金芽石一分，减大黄一半，治药毒吐血，神妙。

【点评】本方用于治疗急慢惊风，重用金石之品，故用于急惊实证，亦可解毒。

治虚风方　治小儿吐泻，或误服冷药，脾虚生风，因成慢惊。

大天南星一个，重八九钱以上者良

上用地坑子一个，深三寸许，用炭火五斤，烧通赤，入好酒半盏在内，然后入天南星，却用炭火三两条，盖却坑子，候南星微裂，取出剉碎，再炒匀熟，不可稍生，候冷为细末，每服五分或一字，量儿大小，浓煎生姜防风汤，食前调下，无时。

【点评】本方非治慢惊之方，以祛风化痰为主，用于小儿吐泻或误服冷药致风寒内盛、脾虚生风者。

虚风又方②

半夏一钱，汤洗七次，姜汁浸半日，晒干　梓州厚朴一两，细剉

上件米泔三升，同浸一百刻，水尽为度，如百刻水未尽，加火熬干，去厚朴，只将半夏研为细末，每服半字③一字，薄荷汤调下，无时。

---

①　不灰木：张冀注："不灰木出上党，盖石类也，其色白如懒木，烧之不燃，以此得名。或云滑石之根，山滑石处皆有之，甘寒无毒，除烦热阳厥。"

②　虚风又方：聚珍本作"又方梓朴散"。

③　字：聚珍本作"钱"。

【点评】本方与虚风方均可用于脾虚痰壅生风之证，本方侧重于温脾燥湿化痰。

褊银丸　治风涎膈实上热，及乳食不消，腹胀喘粗。

巴豆去皮油心膜，研细　水银各半两　黑铅二钱半，同水银结砂子　麝香五分，别研　好墨八钱，研

上将巴豆末并墨再研匀，和入砂子、麝香，陈米粥和丸如绿豆大，捏褊，一岁一丸，二三岁二三丸，五岁以上五六丸，煎薄荷汤放冷送下，不得化破，更量虚实增减，并食后。

【点评】本方用于治疗咳嗽、痰涎壅盛、腹胀。巴豆泻下逐痰，水银、黑铅导气下行，药味虽苦寒，但辅以陈米粥可护胃气。不可久服，以免中毒。

牛黄膏　治惊热，及伤风温壮，疮热引饮。

雄黄研　甘草末　川甜硝各一分　寒水石生飞研，一两①　郁金末　脑子一钱　绿豆粉半两

上研匀，炼蜜和成膏，薄荷水化下，半皂子大，食后。

【点评】热极生风，热扰心肝，故用朱砂清心热，寒水石泻肝火，用于治疗气火俱盛之惊证。

五福化毒丹　治疮疹余毒上攻口齿，躁烦亦咽干，口舌生疮，及治蕴热积毒，热惊惕狂躁。

生熟地黄焙秤，各五两　元参　天门冬去心　麦门冬去心，焙秤，各三两

---

① 一两：聚珍本后有"郁金末一钱"。

甘草炙　甜硝各二两　青黛一两半

上八味为细末，后研入硝、黛，炼蜜为丸如鸡头大，每服半丸或一丸，食后水化下。

【点评】本方具有清热滋阴生津之功，用于治疗阴虚火旺，耗伤阴液之口腔和咽喉病症。

羌活膏　治脾胃虚，肝气热盛生风，或取转过，或吐泻后，为慢惊，亦治伤寒。

羌活去芦头　川芎　人参去芦头　赤茯苓去皮　白附子炮，各半两　天麻一两　白僵蚕酒浸，炒黄　干蝎去毒，炒　白花蛇酒浸，取肉焙干。各一分①　川附子炮去皮脐　防风去芦头，切焙　麻黄去节，秤。各三钱　豆蔻肉　鸡舌香即母丁香　藿香叶②　木香各二钱　轻粉一钱③　珍珠　麝香　牛黄各一钱④　龙脑半字　雄黄　辰砂各一分，以上七味，各别研入

上同为细末，熟蜜和剂，旋丸大豆大，每服一二丸，食前，薄荷汤或麦冬汤温化下，实热惊急勿服，性温故也，服无时。

【点评】本方药味较多，人参补气，附子温化寒痰，牛黄、龙脑清热化痰，用治慢惊，不论寒热虚实皆可服用。

郁李仁丸　治襁褓小儿大小便不通，惊热痰实，欲得溏动者。

郁李仁去皮　川大黄去粗皮，取实者，剉，酒浸半日，控干，炒为末。各一两　滑石半两，研细

---

① 分：聚珍本作"两"。
② 香叶：聚珍本此前有"沉香"两字。
③ 一钱：聚珍本、《类聚》卷二百六十六作"一字"。
④ 珍珠　麝香　牛黄各一钱：聚珍本作"珍珠末　牛黄各一钱半　麝香一钱匕"。

上先将郁李仁研成膏，和大黄、滑石，丸如黍米大，量大小与之，以乳汁或薄荷汤下。食前。

【点评】郁李仁性平，润肠通便；大黄苦寒，清热泻下；滑石利小便，泄热。诸药相参用于实热闭塞而致惊热痰实者。

犀角丸 治风热痰实，面赤，大小便秘涩，三焦邪热，腑脏蕴毒，疏导极稳方。

生犀角末一分　人参去芦头，切　枳实去瓤炙　槟榔各①半两　黄连一两

大黄二两，酒浸切片，以巴豆去皮一百个，贴在大黄上，纸裹饭上蒸三次，切，炒令黄焦，去巴豆不用

上为细末，炼蜜和丸如麻子大，每服一二十丸，临卧熟水下，未动加丸，亦治大人，孕妇不损。

【点评】此方具有通腑泄热、清热凉血之功，泻三焦之火。虽攻下之力较郁李仁丸更甚，但以人参扶正，故无伤正气。

异功散 温中和气，治吐泻，不思乳食。凡小儿虚冷病，先与数服，以助其气。

人参切去顶　茯苓去皮　白术　陈皮剉　甘草各等分

上为细末，每服二钱，水一盏，生姜五片，枣两个，同煎至七分，食前温服，量多少与之。

【点评】本方由四君子汤加陈皮化裁而来，为补脾益气之常用方剂。四君子汤健脾益气，陈皮理气行滞，补而不滞。

---

① 各：原脱，据聚珍本补。

藿香散　治脾胃虚有热，面赤，呕吐涎嗽，及转过度①者。

麦门冬_{去心，焙}　半夏曲_炒　石膏　甘草_{炙，各半两}　藿香叶_{一两}

上为末，每服五分至一钱，水一盏半，煎七分，食前温服。

【点评】小儿脾常不足，脾虚不受寒温。脾主困，虚则吐泻生风。方中藿香芳香化浊，石膏清胃热，用于胃热伤阴，气逆呕吐者。

如圣丸　治冷热疳泻。

胡黄连　白芜荑_{去扇，炒}　川黄连_{各二两}　使君子_{一两，去壳秤}　麝香_{别研，五分}　干虾蟆_{五枚，剉，酒熬膏}

上为末，用膏丸如麻子大，每服人参汤下，二三岁者五七丸，以上者十丸至十五丸，无时。

【点评】疳必有虫，多因虫积，邪郁成热所致。黄连、胡黄连苦寒清热，佐使君子杀虫，麝香芳香开窍，故可治疳泻。

白附子香连丸　治肠胃气虚，暴伤乳哺，冷热相杂，泻痢赤白，里急后重，腹痛扭撮，昼夜频并，乳食减少。

黄连　木香_{各一分}　白附子_{大二个}

共为末，粟米饭丸，绿豆大或黍米大，每服十丸至二三十丸，食前清米饮下，日夜各四五服。

【点评】白附子性温，温通经络、散结镇痛；黄连清热。二者

---

① 转过度：即转下过度，也即攻下或泄泻过度。转，《说文》释："运也"。"疮疹误下黑陷案"有"若非转下，则为逆病"。

合用，亦寒亦热，故可治寒热错杂之痢。

豆蔻香连丸　治泄泻，不拘寒热赤白，阴阳不调，腹痛，肠鸣切痛，可用如圣。

黄连炒，三分　肉豆蔻　南木香各一分

上为细末，粟米饭丸米粒大，每服米饮汤下十丸至二三十丸，日夜各四五服，食前。

【点评】肉豆蔻涩肠止泻、温中理脾，黄连清热。此方虽与白附子香连丸相似，寒热并投，但方中肉豆蔻温涩，湿热淤积之泄泻不可过早使用，避免闭门留寇。

小香连丸　治冷热腹痛，水谷利，滑肠方。

木香　诃子肉各一分　黄连半两，炒

上为细末，饭和丸，绿豆大，米饮下十丸至三五十丸，频服之，食前。

【点评】此方与豆蔻香连丸相似。前方用肉豆蔻，辛温，长于温中涩肠止泻；本方用诃子，苦温，长于涩肠下气，故适宜肠滑水泻者。

二圣丸　治小儿脏腑或好或泻，久不愈，羸瘦成疳。

川黄连去须　黄柏去粗皮。各一两

上为细末，将药末入猪胆内，汤煮熟，丸如绿豆大，每服二三十丸，米饮下，量儿大小加减，频服无时。

【点评】久泻不愈，阴液耗伤，形成疳证。疳证多伴里热。黄连、黄柏清热燥湿止泻，泻止则疳愈。

没石子^①丸 治泄泻白浊，及疳痢、滑肠、腹痛者方。

木香　黄连_{各一分}　没石子_{一个}　豆蔻仁_{二个}　诃子肉_{三个}

上为细末，饭和丸麻子大，米饮下，量儿大小加减，食前。

【点评】此方为豆蔻香连丸合小香连丸，再加没石子，故收涩止泻之力更强，用于滑脱久泻之证。

当归散 治变蒸，有寒无热。

当归_{二钱}　木香　官桂　甘草_炙　人参_{各一钱}

上㕮咀，每服二钱，水七分盏，姜三片，枣一枚去核，同煎服。

【点评】本方用于治疗变蒸有寒无热之证。患儿阳气虚弱，故方中人参补气，当归补血，官桂温阳，共奏温阳、气血双补之功。

温白丸 治小儿脾气虚困，泄泻瘦弱，冷疳洞痢，及因吐泻或久病后慢惊，身冷瘛疭。

天麻_{生，半两}　白僵蚕_炮　白附子_生　干蝎_{去毒}　天南星_{剉，汤浸七次，焙。各一分}

上同为末，汤浸寒食面^②和丸，如绿豆大，丸了，仍与寒食面内养七日，取出。每服五七丸至三二十丸，空心煎生姜米饮，渐加丸数，多与服。

---

① 没石子：即没食子。

② 寒食面：张骥注曰："寒食面制法，用白面一斤，外再以面八两，水调稠厚，制成薄片二块，将前面包含于内，周围捏紧，于清明日蒸熟，挂透风处，阴干，用面包藏，愈久愈效，故仲阳用之以健脾。"

【点评】本方用于治疗脾虚所致吐泻，及吐泻日久，肝木乘脾而成慢惊者。方中天麻、僵蚕、全蝎平肝息风定惊，白附子、天南星温脾祛风化痰，脾健则泻止痫愈。

豆蔻散　治吐泻烦渴，腹胀小便少。

豆蔻　丁香各半分　舶上硫黄一分　桂府白滑石三分

上为细末，每服一字至半钱，米饮下，无时。

【点评】方中豆蔻、丁香温脾理气消胀，滑石清热，用于治疗脾肾虚寒，阳不化津而致的烦渴、小便少、腹胀吐泻者。

温中丸　治小儿胃寒泻白，腹痛肠鸣，吐酸水，不思食，及霍乱吐泻。

人参切去顶，焙　甘草剉，焙　白术各一两，为末

上姜汁面和丸，绿豆大，米饮下一二十丸，无时。

【点评】小儿脾胃虚寒则见不思乳食、吐泻。方中人参补脾益气，白术健脾燥湿。此方与调中丸相似，但调中丸温补之力较强，此方较缓和。

胡黄连麝香丸　治疳气羸瘦，白虫作方。

胡黄连　白芜荑去扇，各一两半　木香　黄连各半两　辰砂另研，一分
麝香剉研，一钱

上为细末，面糊丸绿豆大，米饮下五七丸至十丸，三五岁以上者，可十五丸二十丸，无时。

【点评】本方为清疳热、驱虫之方，胡黄连、黄连清热驱虫，

木香理气，主治疳积、虫证。

大胡黄连丸　治一切惊疳，腹胀虫动，好吃泥土生米，不思饮食，多睡，嗞啀，脏腑或秘或泻，肌肤黄瘦，毛焦发黄，饮水，五心烦热，能杀虫消胀，进饮食，兼治疮癣，常服不泻痢方。

胡黄连　黄连　苦楝子_{各一两}　白芜荑_{去扇，半两，秋初三分}　芦荟_{另研}　干蟾_{头烧存性，另研。各一分}　麝香_{一钱，另研}　青黛_{一两半，另研}

上先将前四味为细末，猪胆汁和为剂，每一胡桃大，入巴豆仁一枚置其中，用油单一重裹之，蒸熟去巴豆，用米一升许，蒸米熟为度，入后四味为丸，如难丸，少入面糊，麻子大，每服十丸十五丸，清米饮下，食后临卧，日进三两服。

【点评】大胡黄连丸与胡黄连麝香丸均具有清热杀虫之功。但大胡黄连丸中芦荟、青黛清热，巴豆杀虫攻积，清热杀虫之力较强。

榆仁丸　治疳热瘦悴，有虫，久服充肥。

榆仁_{去皮}　黄连_{去头，各一两}

上为细末，用猪胆七个，破开取汁，与二药同和，入碗内，甑①上蒸九日，每日一次，候日数足，研麝香五分，汤浸一宿，蒸饼同和成剂，丸如绿豆大，每服五七丸至一二十丸，米饮下，无时。

【点评】榆仁能杀诸虫，下气消食，配伍黄连清热燥湿，主治疳热虫积。

---

① 甑(zèng 赠)：古代蒸食炊器。

大芦荟丸 治疳杀虫，和胃止泻。

芦荟研　木香　青橘皮　胡黄连　黄连　白芜荑去扇，秤　雷丸破开白者佳，赤者杀人勿用　鹤虱微炒，各半两　麝香二钱，另研

上为细末，粟米饮丸绿豆大，米饮下二十丸，无时。

【点评】此方除具清热杀虫之功外，还配伍青皮、木香理气消积和胃，麝香芳香开窍解毒。诸药合用，共奏清里热、和胃气、杀虫之功。

龙骨散 治疳，口疮，走马疳。

砒霜　蟾酥各一字　粉霜①五分　龙骨一钱　定粉②一钱五分　龙脑半字③

上先研砒粉极细，次入龙骨再研，次入定粉等，同研，每用少许傅之。

【点评】龙骨散主治胃火上攻所致口疮、牙疳。方中定粉、粉霜清胃火，蟾酥、龙脑通络止痛，诸药合用共奏清热蚀疮祛腐之功。

橘连丸 治疳瘦，久服消食和气，长肌肉。

陈橘皮一两　黄连一两五钱，去须，米泔浸一日

上为细末，研入麝香五分，用猪胆七个，分药入在胆内，浆水煮，候临熟，以针微扎破，以熟为度，取出，以粟米粥和丸绿豆大，每服十丸至二三十丸，米饮下，量儿大小与之，无时。

---

① 粉霜：为轻粉的精制品。
② 定粉：铅粉的别名。
③ 半字：聚珍本、《幼幼新书》卷二十五作"一钱"。

【点评】方中黄连清热泻火，橘皮理气和胃，麝香通络，用于疳证有热者。

龙粉丸　治疳渴。

草龙胆　定粉微炒　乌梅肉焙，秤　黄连各二分

上为细末，炼蜜丸如麻子大，米饮下一二十丸，无时。

【点评】方中草龙胆、黄连清热泻火，定粉杀虫，乌梅生津止渴兼驱虫。虫驱热解，津回渴止，故本方是清热生津之剂，治疗疳渴。

香银丸　治吐。

丁香　干葛各一两　半夏汤浸十次，切焙　水银各半两

上三味同为细末，将水银与药同研匀，生姜汁丸如麻子大，每服一二丸至五七丸，煎金银汤下，无时。

【点评】方中丁香、半夏温胃降逆止呕，葛根益胃生津，用于治疗浊气上逆，胃失和降之呕吐。水银有毒，不可久服。

金华散　治干湿疮癣。

黄丹煅，一两　轻粉一钱　黄柏　黄连各半两　麝香一字

上为末，先洗，次干掺之，如干癣疮，用腊月猪脂和敷，如无，用麻油亦可，加黄芩、大黄。

【点评】金华散为治疗皮肤湿疮的常用方。方中黄连、黄柏清热燥湿，轻粉祛湿杀虫。

安虫丸　治上中二焦虚，或胃寒虫动及痛，又名苦楝丸方。

干漆_{三分，杵碎，炒烟尽}　雄黄　巴豆霜_{各一钱}

上为细末，面糊丸黍米大，量儿大小与服，取东行石榴根^①煎汤下，痛者煎苦楝根汤下，或芜荑汤下五七丸至三二十丸，发时服。

【点评】此方为杀虫之峻剂，方中干漆、雄黄、巴豆霜均有杀虫之功。干漆有毒，应慎用。

芜荑散　治胃寒虫痛。

白芜荑_{去扇秤}　干漆_{炒，各等分}

上为细末，每服一字，或五分一钱，米饮调下，发时服。杜壬《养生必用方》同，杜亦治胃寒虫上。

【点评】此方为杀虫专方，主治胃寒虫痛。方中芜荑、干漆均具有消积杀虫之功。

胆矾丸　治疳，消癖进食，止泻，和胃，遣虫。

胆矾_{真者一钱，为粗末}　绿矾_{真者，二两}　大枣_{十四个②，去核}　好醋_{一升}

以上四物同煎熬，令枣烂，和后药：

使君子_{二两，去壳}　枳实_{去穰炒，三两}　黄连　诃黎勒_{去核，各一两，并为粗末}　巴豆_{二七枚，去皮破之}

以上五物，同炒令黑，约三分干，入后药：

夜明砂_{一两}　虾蟆灰_{存性一两}　苦楝根皮_{末，半两}

以上三物再同炒，候干，同前四物杵罗为末，却^③同前膏和，入臼中，杵千下，如未成，更旋入熟枣肉，亦不可多，恐服之难化，太

---

①　石榴根：中药名。收敛固涩作用类似石榴皮，且擅杀虫，但有毒。
②　十四个：聚珍本作"四十个"。
③　却：聚珍本作"上"。

稠即入温水，可丸，即丸如绿豆大，每服二三十丸，米饮温水下，不拘时。

【点评】方中胆矾、绿矾、使君子、苦楝均能杀虫，诃子收涩止泻，枳实、巴豆破气消积。故本方有消积杀虫、和中止泻之功，为治疳消癖杀虫之剂。

真珠丸 取小儿虚中，一切积聚、惊涎、宿食、乳癖、治大小便涩滞，疗腹胀，行滞气。

木香　白丁香真者　丁香末，各半钱　巴豆仁十四个，水浸一宿，研极腻轻粉各五分，留少许糟　白滑石末，二钱

上为末，研匀，湿纸裹烧，粟米饭丸麻子大，一岁一丸，八九岁以上至十五岁，服八丸，炮皂子煎汤放冷下，挟风热难动者，先服凉药一服，乳癖者减丸数，隔日临卧一服。

【点评】本方以行气攻痰为主，方中木香、白丁香、丁香理气行滞，巴豆、轻粉泻下攻积兼化痰，诸药合用主治积聚、痰涎、腹胀之症。

消坚丸 消乳癖，及下交奶①，又治痰热膈实，取积。

硇砂末　巴豆霜　轻粉各一钱　水银砂子两皂子大　细墨少许　黄明胶末，五钱

上同研匀，入面糊丸如麻子大，倒流水下，一岁一丸，食后。

【点评】此方为消癖方，方中硇砂消积散结，巴豆霜泻下攻

---

① 交奶：即交乳，指交媾后所下之乳汁。古人认为此乳不可哺儿，哺之则病，故应下之。

积，黄明胶滋阴润燥。硇砂、水银均有毒，应慎用。

百部丸　治肺寒壅嗽，微有痰。

百部炒　麻黄去节，各二分　杏仁四十个，去皮尖，微炒，煮三五沸

上为末，炼蜜丸如芡实大，热水化下，无时，日三四服。此本方也。仲阳加松子仁肉五十粒，糖丸之，含化大妙。

【点评】本方治疗外感风寒，肺郁有痰之咳嗽。方中麻黄散风寒宣肺，苦杏仁肃肺止咳，两药配伍一宣一降。百部润肺止咳化痰。用糖做成丸剂，含化，适宜小儿服用。

紫草散　发斑疹。

钩藤钩子　紫草茸各等分

上为细末，每服一字，或五分一钱，温酒调下，无时。

【点评】本方用于治疗发斑疹。钱氏所说斑疹指痘疮与麻疹。方中钩藤清热平肝，紫草凉血解毒透疹，温酒调服更有助于透疹。

秦艽散　治潮热，减食，蒸瘦方。

秦艽去芦头，切焙　甘草炙，各一两　干薄荷半两，勿焙

上为粗末，每服一二钱，水一中盏，煎至八分，食后温服。

【点评】本方治疗小儿变蒸之虚热证。方中秦艽能清退虚热，薄荷疏散风热，甘草和中，共为疗虚热平和之剂。

地骨皮散　治虚热潮作，亦治伤寒壮热及余热方。

地骨皮自采，佳　知母　银州柴胡去芦　甘草炙　半夏汤洗十次，切焙

人参切去顶，焙　　赤茯苓各等分

上为细末，每服二钱，姜五片，水一盏，煎至八分，食后温服，量大小加减。

【点评】本方有清退虚热作用。方中地骨皮除蒸热；银柴胡清虚热、除疳热；人参大补元气；赤茯苓利水渗湿，亦有健脾之功。故此方为扶正退热之方。

人参生犀散　解小儿时气，寒壅咳嗽，痰逆喘满，心忪①惊悸，脏腑或秘或泄，调胃进食，又主一切风热，服寻常凉药，即泻而减食者。

人参切去芦，三钱　　前胡去芦，七钱　　甘草炙黄，二钱　　桔梗　　杏仁去皮尖，略曝干，为末，秤，各五钱

上将前四味为末，后入杏仁，再粗罗罗过，每服二钱，水一盏，煎至八分，去滓温服，食后。

【点评】方中前胡疏散风热、降气化痰，桔梗宣肺、祛痰、排脓，一升一降，为宣肺祛痰主药；配伍人参扶正，治疗体虚外感，风寒咳嗽痰多。方名人参生犀散，而方中无牛犀，许是有误。待考。

三黄丸　治诸热。

黄芩半两，去心　　大黄去皮，湿纸裹煨　　黄连去须，各一钱

上同为细末，面糊丸绿豆大，或麻子大，每服五七丸或十五丸二十丸，食后米饮送下。

---

①　心忪(zhōng 忠)：惊恐的样子。

【点评】此方为清热解毒之剂，方中黄连清上焦热，黄芩清中焦热，大黄清血分热。做丸剂，米饮送服，可制约其清泄峻烈之性，顾护胃气。

治囟开不合，鼻塞不通方。

天南星大者，微炮去皮，为细末，淡醋调，涂绯帛①上，贴囟上，火炙手频熨之。

【点评】本方为解颅外治法。解颅因先天不足，气血俱虚而致。天南星有毒，外敷损伤皮肤，故现多不用。

黄芪散　治虚热盗汗。

牡蛎煅　黄芪　生地黄各等分

上共为末，煎服无时。

【点评】此方治疗虚热盗汗。阴虚则盗汗，故用牡蛎滋阴潜阳，黄芪固表止汗，生地滋阴清热。三者共奏固表止汗、清虚热之功。

虎杖散　治实热盗汗。

上用虎杖，剉，水煎服，量多少与之，无时。

【点评】此方治疗实热盗汗。实热盗汗多因血分实热而致，虎杖活血通经，气血通畅则汗止。

捻头散　治小便不通方。

---

①　绯帛：红色的丝织品。

延胡索　川苦楝各等分

上同为细末，每服五分或一钱，捻头汤调下，量多少与之，如无捻头汤①，即汤中滴油数点，食前。

【点评】方中延胡索、川楝疏肝理气，活血止痛，有苦泄下降的作用，可使肺气下行而通调水道，治疗小便不通。

羊肝散　治疮疹入眼成翳。

上用蝉蜕末，水煎羊子肝汤调服二三钱，凡痘疮才欲着痂，即用酥或面油不住润之，可揭即揭去，若不润及迟揭，疮硬即隐成瘢痕。

【点评】方中羊肝明目补肝，蝉衣疏风清热退翳，故可治疮疹入眼成翳。

蝉蜕散　治斑疮入眼，半年以内者，一月取效。

蝉蜕去土取末，一两　　猪悬蹄甲二两，罐子内盐泥固济，烧存性

上二味研，入羚羊角细末一分拌匀，每服一字，百日外儿五分，三岁以上一二钱，温水或新水调下，日三四，夜一二，食后服，一年以外难治。

【点评】斑疮入眼多为肝火上炎所致，方中羚羊角清热平肝，引药入肝经；蝉蜕疏散风热退翳；猪蹄滋阴生津。故本方具有清热平肝、滋阴泻火、明目退翳之功。

乌药散　乳母冷热不和，及心腹时痛，或水泻，或乳不好。

---

① 捻头汤：即用寒具煎成的汤。捻头又名寒具。其制法是以糯米粉和面，搓成细绳，盘曲如环形，入油煎之。可以久藏，功能温中益气、润肠利便。

天台乌药　香附子_{破，用白者}　高良姜　赤芍药

上各等分为末，每服一钱，水一盏，同煎六分，温服，如心腹疼痛，入酒煎，水泻，米饮调下，无时。

【点评】方中乌药、高良姜温中散寒，理气止痛；香附理气宽中，入酒煎可增强温中行气之功；赤芍药行瘀止痛。故本方可治疗中寒气滞、腹痛、泄泻之症。

二气散　治冷热惊吐反胃，一切吐利，诸治不效者。

硫黄_{半两，研}　水银_{二钱半，研，不见星，如黑煤色为度}

上每服一字至五分，生姜水调下，或同炒结砂为丸。

【点评】此方治疗真阳虚衰，阴寒之气上逆之呕吐。张骥注：此寒热并用之重剂也。

葶苈丸　治乳食冲肺，咳嗽面赤痰喘。

甜葶苈_{隔纸炒}　黑牵牛_炒　汉防己　杏仁_{炒，去皮尖，各一钱}

上为末，入杏仁泥，取蒸陈枣肉，和捣为丸如麻子大，每服五丸至七丸，生姜汤送下。

【点评】此方由葶苈大枣泻肺汤化裁而来，方中葶苈子泻肺平喘，利水消肿；杏仁止咳平喘，润肠通便；牵牛、防己祛痰逐饮。诸药合用主治肺经热盛之咳嗽、痰喘。

麻黄汤　治伤风发热无汗，咳嗽喘急。

麻黄_{去节，三钱，水煮去沫，滤出晒干}　肉桂_{二钱}　甘草_{炙，一钱}　杏仁_{七个，去皮尖，麸炒黄，研膏}

每服一钱，水煎服，以汗出为度，自汗者不宜服。

【点评】麻黄汤出自《伤寒论》，治疗太阳病风寒表实证，为发汗峻剂。此方将原方之桂枝换为肉桂，发表之力减弱。然肉桂辛、甘，热，故配伍麻黄、甘草、杏仁可治疗风寒闭肺，无汗、咳嗽、气喘无热者。有里实热证勿用。

生犀磨汁　治疮疹不快，吐血衄血。

生犀磨汁

上一物不拘多少，于涩器物中，用新水磨浓汁，微温，饮一茶脚许，乳食后，更量大小加减之。

【点评】疮疹不快，吐血衄血，多因邪热壅盛，化火上炎，迫血妄行所致，故取生犀磨汁清心泻热、凉血解毒之功。

大黄丸　治诸热。

大黄　黄芩各一两

上共为末，炼蜜丸如绿豆大，每服五丸至十丸，温蜜水下，量儿加减。

【点评】此方为三黄丸去黄连。大黄泻阳明之热，黄芩清胃火，治诸实热证。

使君子丸　治脏腑虚滑及疳瘦下利，腹胁胀满，不思乳食。常服，安虫补胃，消疳肥肌。

厚朴去粗皮，姜汁涂，焙　甘草炙　诃子肉半生半煨　青黛各半两。如是兼惊及带热泻，入此味，如则变疳不调，不用此味　陈皮去白，一分　使君子去壳，一两，面裹煨熟，去面不用

上为末，炼蜜丸，如小鸡头大，每服一丸，米饮化下。百日以

上，一岁以下，服半丸，乳汁化下。

【点评】本方为清热消积杀虫之轻剂，药性平和，适用于小儿疳积，虫积腹痛。现代药理研究表明，使君子对蛲虫、绦虫等多种体内寄生虫具驱除效果，对多种真菌、细菌具有抑制作用。

青金丹　疏风利痰。

芦荟　牙硝　青黛各一钱　使君子三枚　硼砂　轻粉各五分　蝎梢十四枚

上末，磨香黑拌，丸麻子大。每三丸，薄荷汤下。

【点评】本方清热涤痰，方中青黛、蝎梢入肝经，祛风退热；芦荟、牙硝、硼砂清热化痰；轻粉杀虫消癖；使君子虽无祛痰作用，但有驱虫消癖之功，可以配伍取其协同作用，丸以缓之。热痰食积者宜之。

烧青丸　治乳癖。

轻粉　粉霜　硇砂各一钱　白面二钱　玄精石一分　白丁香一字　定粉一钱　龙脑半字

上同一处，研令极细，滴水和为一饼，以文武火烧熟勿焦，再为末，研如粉面，滴水和丸如黄米。每服七丸，浆水化下。三岁以下服五丸。量儿大小，加减服之。此古方也。

【点评】本方消食化积，适用于小儿奶癖、食癖。方中轻粉、粉霜、硇砂、定粉为有毒之品，龙脑分量重，药力过猛，婴幼儿应慎用。

败毒散　治伤风、瘟疫、风湿，头目昏暗，四肢作痛，憎寒壮热，项强睛疼，或恶寒咳嗽，鼻塞声重。

柴胡_{洗，去芦} 前胡 川芎 枳壳 羌活 独活 茯苓 桔梗_炒
人参_{各一两} 甘草_{半两}

上为末，每服二钱，入生姜、薄荷煎，加地骨皮、天麻，或㕮咀，加蝉蜕、防风。治惊热可加芍药、干葛、黄芩；无汗加麻黄。

【点评】小儿因外感风寒湿邪，邪正交争于肌腠之间，正虚不能祛邪外出，故憎寒壮热而无汗、头项强痛、肢体酸痛；风寒犯肺，肺气不宣，故恶寒咳嗽、鼻塞声重。此方为治外感风寒的通治方。方中羌活、独活并为君药，辛温发散，通治一身上下之风寒湿邪。川芎行血祛风，柴胡辛散解肌，并为臣药，助羌活、独活祛外邪，止疼痛。枳壳降气，桔梗开肺，前胡祛痰，茯苓渗湿，并为佐药，利肺气，除痰湿，止咳嗽。甘草调和诸药，兼以益气和中。生姜、薄荷发散风寒，皆是佐使之品。配以小量人参补气，正气足则鼓邪外出，一汗而风、寒、湿皆去，亦是佐药之意。

木瓜丸 治生下吐。

木瓜末 麝香 腻粉 木香末 槟榔末_{各一字}

上同研末，面糊丸，如小黄米大。每服一二丸，甘草水下，无时服。

【点评】本方降气宣通，治自生下便有吐证患儿。此因患儿初生，口中秽液拭掠不尽所致。方中木瓜末、槟榔末和胃消食、行气健脾，麝香辛温开窍，全方合用行气和胃以止吐。

大黄丸 治风热里实，口中气热，大小便闭赤，饮水不止，有下证者，宜服之。

川芎_{半两，剉}　黑牵牛_{半两，半生熟，炒}　大黄_{一两，酒洗过，米下蒸熟，切}
_{片曝干}　甘草_{一分，剉，炙}

上为细末，稀糊和丸，如麻子大。二岁每服十丸，温蜜水下，乳后服，以溏利为度；未利加丸数再服。量儿大小虚实用之。

【点评】大黄丸治疗外邪犯表，郁热化火，饮水不止、大便干、小便赤。方中大黄、黑牵牛攻涤极峻，又以川芎之升、甘草之缓相辅相行，调济治之。

阎氏小儿方论

宋大梁　阎孝忠著

余家幼稚多疾，率用钱氏方诀，取效如神。因复研究诸法，有得于心，如惊、疳等。钱钟阳之未悉者，今见于下，并以仲阳传附卷末。

治法

治小儿急慢惊

小儿急慢惊，古书无之，惟曰阴阳痫。所谓急慢惊者，后世名之耳。正如赤白痢之类是也。阳动而速，故阳病曰急惊；阴静而缓，故阴病曰慢惊。此阴阳虚实寒热之别，治之不可误也。急惊由有热，热即生风，又或因惊而发，则目上目扎，涎潮搐搦，身体与口中气皆热，及其发定或睡起，即了了如故，此急惊证也。当其搐势渐减时，与镇心治热药一二服《直诀》中麝香丸、镇心丸、抱龙丸、辰砂丸及至宝丹、紫雪丹之类。候惊势已定，须臾以药下其痰热《直诀》中利惊丸、软金丹、桃枝丸之类，或用大黄、朴硝等药。利下痰热，心神安宁即愈。慢惊得于大病之余，吐泻之后，或误取转，致脾胃虚损，风邪乘之_{凡小儿吐泻不止，必成慢惊，宜速}_治。似搐而不甚搐_{此名瘛疭}，似睡而精神慢，四肢与口中气皆冷，睡露睛，或胃痛而啼哭如鸦声。此证已危，盖脾胃虚损故也。

治小儿吐泻

凡小儿吐泻，当温补之。余每用理中丸以温其中，以五苓散导其逆_{五苓散，最治小儿吐，连与数服，兼用异功散等，温药调理之，往往便愈}。若已虚损，当速生其胃气，宜与附子理中丸，研金液丹末，煎生姜米饮调灌之。惟多服乃效_{服至二三两无害}。候胃气已生，手足渐暖，阴退阳回，然犹瘛疭，即减金液丹一二分，增青州白丸子一二分，同研如上服。以意详之。渐减金液丹，加白丸子，兼用异功散、羌活膏、温白丸、钩藤饮之类，调理至安。依此治之，仍频与粥，虽至危者，往往死中得生，十救八九。

金液丹治小儿吐泻虚极

金液丹治小儿吐泻虚极最妙。沈存中《良方》论金液丹云：新见小儿吐利剧，气已绝，服之复活者数人，真不妄也。须多服方验。

惊风或泄泻等

惊风或泄泻等诸病，烦渴者，皆津液内耗也。不问阴阳，宜煎钱氏白术散，使满意，取足饮之，弥多弥好。

治小儿急惊方搐

凡小儿急惊方搐，不用惊扰，此不足畏。慢惊虽静，乃危病也。急惊方搐，但扶持不可擒捉。盖风气方盛，恐流入筋脉，或致手足拘挛。

治急慢惊

治急慢惊，世人多用一药。有性温性凉，不可泛用，宜审别之。又治慢惊药，宜去龙脑，纵须合用，必以温药为佐，或少用之。

治小儿实热疏转

凡小儿实热，疏转后如无虚证，不可妄温补，热必随生。

治小儿惊风痰热

治小儿惊风，痰热坚癖，能不用水银、轻粉甚便，如不得已用之，仅去疾即止。盖肠胃伤，亦损口齿。

治小儿疮疹伤食相似

治小儿壮热昏睡，伤风风热，疮疹伤食，皆相似。未能辨认，间服升麻葛根汤、惺惺散、小柴胡汤甚验。盖此数药通治之，不致误也。惟伤食则大便酸臭，不消化，畏食或吐，宜以药下之。

治小儿疮疹

小儿耳冷尻冷，手足乍冷乍热，面赤，时嗽嚏，惊悸，此疮疹欲发也。未能辨认，间服升麻葛根汤、消毒散。已发、未发皆宜服，仍用胡荽酒、黄柏膏。暑月烦躁，食后与白虎汤、玉露散。热盛与紫雪。咽痛或生疮，与甘桔汤、甘露饮子。余依钱氏说。大人同。

治小儿脾胃虚弱

小儿多因爱惜过当，往往三两岁末与饮食，致脾胃虚弱，平生多病。自半年以后，宜煎陈米稀粥，取粥面时时与之。十月以后，渐与稠粥烂饭，以助中气，自然易养少病。惟忌生冷、油腻、甜物等。

小儿治法

小儿治法，大概与大人同，惟剂料小耳。如升麻葛根汤、惺惺散等，虽人皆知之，仓卒亦难检，今并载于下。钱氏已有方者，今不复录。

药方

升麻葛根汤 治伤寒、温疫、风热壮热，头痛肢体痛，疮疹已发未发，并宜服之。

干葛细剉　升麻　芍药　甘草剉，炙。各等分

上同为粗末，每服四钱，水一盏半，煎至一盏，量大小与之，温服，无时。

惺惺散　治伤寒时气，风热痰涌咳嗽，及气不和。

桔梗　细辛去叶　人参切去顶，焙　甘草剉，炒　白术　白茯苓去皮　瓜蒌根各一两

上同为细末，每服二钱，水一盏，入薄荷五叶，煎至七分，温服，不拘时。如要和气，入生姜五片同煎。一法用防风一分，用川芎一分。

消毒散　治疮疹未出，或已出未能匀遍。又治一切疮。凉膈去痰，治咽痛。

牛蒡子二两，炒　甘草半两，剉，炒　荆芥穗一分

上同为粗末，每服三钱，水一盏半，煎至一盏，温服，不拘时。

黄柏膏　治疮疹已出，用此涂面，次用胡荽酒。

黄柏去粗皮，一两　甘草四两　新绿豆一两半

上同为细末，生油调，从耳前至眼轮，并厚涂之，日三二次。如早用，疮不上面，纵有亦少。

胡荽酒

胡荽细切四两，以好酒二盏，煎一两，沸入胡荽再煎，少时用物合定，放冷

上每吸一二口，微喷，从顶至足匀遍，勿喷头面。病人左右常令有胡荽，即能辟去汗气，疮疹出快。

疮疹忌外人及秽触之物，虽不可受风冷，然亦不可拥遏。常令衣服得中，并虚凉处坐卧。

治疮疹出不快及倒靥，**四圣散**。

紫草茸　木通剉　甘草剉，炒　枳壳麸炒，去穰秤　黄芪切焙，等分。

上同为粗末，每服一钱，水一中盏，煎八分，温服，无时。

又方　**蓝根散**

板蓝根_{一两}　甘草_{三分，剉，炒}

上同细末，每服半钱或一钱。取雄鸡冠血三二点，同温酒少许，食后同调下。二方无证勿服。

治疮疹倒靥黑陷。

人牙_{烧存性，研入麝香少许}

上每服三钱，温酒少许调下，无时。

又方

小猪儿尾尖_{取血三五点，研入生龙脑少许}

上新水调下，食后。

治伏热在心，昏瞀不省，或误服热药，搐热冒昧不知人，及疮疹倒靥黑陷。

生梅花脑子_{研，半字或一字}

上取新杀猪心一个，取心中血同研作大丸，用新汲水少许化下。未省再服。如疮疹陷伏者，温酒化下。

甘露饮子　治心胃热，咽痛，口舌生疮，并疮疹已发未发并可服。又治热气上攻，牙龈肿，牙齿动摇。

生干地黄_{焙秤}　熟干地黄_{焙秤}　天门冬　麦门冬_{各去心，焙，秤}　枇杷叶_{去毛}　黄芩_{去心}　石斛_{去苗}　枳壳_{麸炒去瓤}　甘草_{剉，炒}　山茵陈叶

上各等分，为粗末，每服二钱，水一盏，煎八分，食后温服。牙齿动摇，牙龈肿热，含嗽溁，并服。

白虎汤　解暑毒烦躁，身热痰盛，头痛，口燥大渴。

知母_{一两半，焙干，秤}　甘草_{半两，剉，炒}　石膏_{四两}　白粳米_{八钱}

上同为粗末，每服三钱，水一盏，煎至八分，食后，温冷随意

服。气虚人，加人参少许同煎。

疮疹太盛，宜服此调肝散。令不入眼。

生犀锉，取末，一分　草龙胆半钱　黄芪半两，切　大黄去皮，二钱　石膏半两　桑白皮自采，焙干　钩藤钩子　麻黄去节，各一分　瓜蒌去皮　甘草炙。各等分

上为粗末，每服二钱，水一盏，煎半盏，食后，时时温服少许。

治疮疹入眼

马屁勃半两　皂角子十四个　蛇皮半两

上入小罐子内，盐泥固济，烧存性，研细，温酒调下一二钱，食后服。

治疮疹入眼成翳

栝蒌根半两　蛇皮二钱

上同为细末，用羊子肝一个，劈开入药末二钱，麻缠定，米泔煮熟，频与食之。未能食，肝令乳母多食。

又方

蝉壳末

上用水煎，羊子肝汤，调服二三钱。凡豆疮才欲着痂，即用酥，或面油，不住润之，可揭即揭去。若不润及迟揭，疮痂硬，即隐成瘢痕。

治口疮

大天南星去皮，只取中心如龙眼大，为细末。

上用醋调，涂脚心。

治脓耳

白矾火飞，一钱　麝香一字　坯子胭脂染胭脂也，一钱

上同研匀，每用少许。先用绵裹杖子，搌净掺之。

治蓄热在中，身热狂躁，昏迷不食。

豆豉_{半两} 大栀子仁_{七个，槌破}

上共用水三盏，煎至二盏，看多少服之，无时。或吐，或不吐，立效。

治虫咬心痛欲绝

五灵脂_{末，二钱匕} 白矾_{火飞，半钱匕}

上同研，每服一二钱，水一盏，煎五分温服，无时。当吐出虫。

治脾胃虚寒，吐泻等病，及治冷痰。

齐州半夏_{汤浸七次，切焙，一两} 陈粟米_{三分，陈粳米亦得}

上㕮咀，每服三钱，水一大盏半，生姜十片，同煎至八分，食前，温热服。

治外肾肿硬成疝

干蚯蚓_{为细末}

上用唾调涂，常避风冷湿地。

钩藤膏 小儿腹中极痛，干啼后偃，名盘肠内吊。

没药_研 好乳香_{水中坐乳钵，研细秤} 木香 姜黄_{各四钱} 木鳖子仁_{十二个}

上先将下三味同为细末，次研入上二味，炼蜜和成剂收之。每一岁儿，可服半皂子大。余以意加减，煎钩藤汤化下，无时。次用魏香散。

魏香散

蓬莪茂_{半两} 真阿魏_{一钱}

上先用温水化阿魏，浸蓬莪茂一昼夜，焙干为细末，每服一字或半钱，煎紫苏米饮，空心调下。

地黄散 治心肝壅热，目赤肿痛生赤脉，或白膜遍睛，四边散漫者，犹易治。若暴遮黑睛，多致失明，宜速用此方。亦治疮疹入眼。

生干地黄_{切焙，秤} 熟干地黄_{切焙，秤} 当归_{去芦头，切焙秤。各一分} 黄连_{去须，一钱} 木通_{一钱半} 玄参_{半钱} 甘草_{一钱半，剉，炒} 防风_{去芦头，焙} 羌活 生犀末 蝉壳_{去土} 木贼 谷精草 白蒺藜_{去尖} 沙苑蒺藜_{各一钱} 大黄_{去皮，取实者，剉，略炒，一钱}

上为细末，每服一字或半钱，量大小加减。煎羊肝汤，食后调下，日三夜一。忌口将息。亦治大人。

治热痢下血

黄柏_{去皮，半两} 赤芍药_{四钱}

上同为细末，饭和丸麻子大，每服一二十丸下，大者加丸数

治心气不足，五六岁不能言，**菖蒲丸**。

石菖蒲_{二钱} 丹参_{二钱} 人参_{切去顶，焙，半两} 赤石脂_{三钱} 天门冬_{去心，焙秤} 麦门冬_{去心，焙秤。各一两}

上同为细末，炼蜜丸绿豆大或麻子大，温水下五七丸至一二十丸，不计时，日三四服。久服取效。又有病后肾虚不语者，宜兼服钱氏地黄丸。

鸡头丸 治诸病后不语。

雄鸡头_{一个，炙} 鸣蝉_{三个，炙} 大黄_{一两，取实处湿纸裹，煨熟} 甘草_{一两，剉炒} 木通_{半两} 当归_{去芦头，切焙，三分} 黄芪_{切焙} 川芎 远志_{去心} 麦门冬_{去心，焙。各三分} 人参_{切去顶，焙，半两}

上同为细末，炼蜜丸小豆大。平旦，米饮下五丸，空心，日三四，儿大者加之。久服取效。鸡、蝉二物，宜求死者用之，不可旋杀。孙真人所谓"杀生求生，去生更远"，不可不知也。

治肾虚或病后筋骨弱，五六岁不能行，宜补益肝肾，**羚羊角丸**。

羚羊角尖细而节密者是，锉，取末　生干地黄焙秤　虎胫骨敲破，涂酥炙黄

酸枣仁去皮，秤，炒　白茯苓各半两　桂去皮，取有味处，不见火　防风去芦头，

切焙　当归同上　黄芪切焙。各一分

上同为细末，炼蜜和成剂，每服一皂子大，儿大者加之，食前，温水化下，日三四服，取效。

治惊风，中风，口眼㖞斜，语不正，手足偏废不举，**全蝎散**。

全蝎去毒，炒　僵蚕直者，炒　甘草　赤芍药　桂枝不见火　麻黄去节

川芎　黄芩去心。各三钱　天麻六钱　大天南星汤浸七次，去皮脐，切焙，三钱

上为粗末，每服三钱，水一盏半，姜七片，煎七分，温服，无时，量大小与之。日三四服。忌羊肉。

和中散　和胃气，止吐泻，定烦渴。治腹痛，思食。

人参切去顶，焙　白茯苓　白术　甘草剉炒　干葛剉　黄芪切焙　白

扁豆炒　藿香叶各等分

上为细末，每服三钱，水一盏，干枣二个去核，姜五片，煎八分，食前温服。

紫苏子散　治咳逆上气，因乳哺无度，内夹风冷，伤于肺气；或啼气未定，与乳饮之，乳与气相逆，气不得下。

紫苏子　诃子去核，秤　萝卜子　杏仁去皮尖，麸炒　木香　人参切去

须各三两　青橘皮　甘草剉炒。各一两半

上为细末，每服一钱，水一小盏，入生姜三片，煎至五分，去滓，不计时候，温服，量大小加减。

赤石脂散　治痢后䐔气下，推出肛门不入。

真赤石脂拣去土　伏龙肝各等分

上为细末，每用半钱，傅肠头上，频用。

柏墨散　治断脐后为水湿所伤，或褓袍湿气伤于脐中，或解脱风

冷所乘，故令小儿四肢不和，脐肿多啼，不能乳哺，宜速疗之。

黄柏炒　釜下墨　乱发烧。各等分

上为细末，每用少许敷之。

至宝丹　治诸痫，急惊心热，卒中客忤，不得眠睡，烦躁，风涎搐搦，及伤寒狂语，伏热呕吐，并宜服之。

生乌犀屑　生玳瑁屑　琥珀研　朱砂细研水飞　雄黄以上，各一两，细研水飞　金箔五十片，一半为衣　银箔五十片，研　龙脑一分，研　麝香一分　牛黄半两，研　安息香一两半，为末，以无灰酒飞过，滤净，去砂石，约取一两，慢火熬成膏

上生犀、玳瑁，捣罗为细末，研入余药令匀，将安息香膏以重汤煮，凝成，和搜为剂。如干，即入少熟蜜，盛不津器中，旋丸如桐子大。二岁儿服二丸，人参汤化下，大小以意加减。又治大人卒中不语，中恶气绝，中诸物毒，中热暗风，产后血运，死胎不下。并用童子小便一合，生姜自然汁三五滴，同温过，化下五丸，立效。

紫雪　治惊痫百病，烦热涎厥，及伤寒，胃热发斑，一切热毒，喉痹肿痛。又治疮疹，毒气上攻咽喉，水浆不下。

黄金十两　寒水石　磁石　滑石　石膏各四两八钱，并捣碎

以上用水五升，煮至四升，去滓，入下项药：

玄参一两六钱，捣碎　木香捣碎　羚羊角屑　犀角屑　沉香各半两，捣碎　升麻一两六钱，捣碎　丁香一钱，捣碎　甘草八钱，炙剉

以上八味，入前药汁中，再煮取一升五合，去滓，入下项药：

消石三两一钱，芒硝亦得　朴硝一斤，精者

以上二味，入前汁中，微火上煎，柳木篦搅不住手，候有七合，投在木盆中半日，欲凝，入下项药：

朱砂三钱，飞研　麝香当门子一钱一字，研

以上二味，入前药中搅匀，寒之两日。

上件成紫色霜雪，每服一字至半钱，冷水调下，大小以意加减。咽喉危急病，捻少许于咽立效。又治大人脚气，毒遍内外，烦热不解，口中生疮，狂易叫走，瘴疫毒厉，卒死。温疟，五尸，五疰，大能解诸药毒。每服一钱至二钱，冷水调下，并食后服。

理中丸 治吐利不渴，米谷不化，手足厥冷。

人参去芦，剉 白术剉 干姜炮 甘草炙剉，各一两

上为末，炼蜜和丸鸡黄大，每服一丸，水一大盏化开，煎及七分，连滓放温服。小儿分为三服，大小以意加减，食前。

五苓散 治霍乱吐泻，躁渴饮水，小便不利。

泽泻二两半，剉 木猪苓去皮，剉，一两半 官桂去皮，一两 白茯苓一两半，剉 白术一两半，剉

上为细末，每服一钱，温汤调下，渴躁，新水调服。大小以意加减，不以时候。

附子理中丸 治脾胃寒弱，风冷相乘，心痛，霍乱吐利转筋。

人参去芦 白术剉 干姜炮 甘草炙剉 黑附子炮去皮脐。各一两

上为细末，炼蜜和一两，作十丸，每服一丸，水一中盏化开，煎及七分，稍热服，食前。小儿分作三二服，大小以意加减。

金液丹 治吐利日久，脾胃虚损，手足厥逆，精神昏塞，多睡露睛，口鼻气凉，欲成慢惊风者。又治大人阳虚阴盛，身冷脉微，自汗吐利，小便不禁。

舶上硫黄十两，先飞炼去砂石，秤，研为细末，用砂合子盛，令八分满，水和赤石脂封缝，盐泥固济，晒干。露地先埋一水罐子，盛水满，坐合子在上，又以泥固济讫，常以三斤火，养三日三夜足，加顶火一斤煅成，候冷取药

上以柳木槌，乳钵内研为细末，每服二钱，生姜米饮调下。大

小以意加减，多服取效。大人药末一两，蒸饼一两，水浸，去水，和丸，桐子大，晒干，每服五十丸至百丸，米饮下。并空心，连并服。

又方 范文正宅

硫黄不以多少，淡黄通明者为上。飞炼去砂石，研为细末，用有盖砂罐子一个，取水中田字草或益母草，捣淤土成泥，更入纸筋同捣，固济，罐子贵不破。晒干，盛硫黄末在内，可不满二指，于露地，深画十字放罐子在中心，使底下通透，四面用炭约四五斤，匀火簇，不盖罐子顶，时时揭觑，候化为汁，速去四面火，用湿土埋一宿，次日，取出于北荫下，不见日气处，撅坑子约一二尺，将罐子去盖，倒埋一宿，次日取出，和罐入汤内，煮五十沸，滤出取药

上以柳木槌乳钵内研如粉面相似。小儿因吐泻之后，变成慢惊风者，每服一二钱，生姜米饮调下，并服取效。大人阴证伤寒，脉微欲绝，以水浸，无盐蒸饼，和丸，桐子大，晒干。每服五十丸或百丸，米饮下并空心服。

青州白丸子 治小儿惊风，大人诸风。

半夏七两，生 天南星三两，生 白附子二两，生 川乌头半两，生，去皮脐

上捣罗为细末，以生绢袋盛，用井花水摆。未出者，更以手揉令出，如有滓更研，再入绢袋摆尽为度。放瓷盆中，日晒夜露至晓，弃水，别用井花水搅，又晒，至来日早，再换新水搅。如此春五日，夏三日，秋七日，冬十日。一法四时只浸一宿。去水晒干后如玉片，研细，以糯米粉煎粥清，丸绿豆大。每服三五丸，薄荷汤下；大人每服二十丸，生姜汤下。瘫痪、风温，酒下。并不以时候服。

小柴胡汤 治伤寒温热病，身热恶风，头痛项强，四肢烦疼，往往寒热，呕哕痰实，中暑疟病，并宜服。

柴胡去芦，八钱 半夏汤洗，切焙，二钱半 黄芩去心 人参去芦 甘草炙，剉，各三钱

上为粗末，每三钱，水一盏半，生姜五片，枣一枚擘破，同煎及八分，滤去滓，放温，分作三二服。大小以意加减，并不以时候，日三夜二。

董氏小儿斑疹备急方论

宋·东平董汲及之著

序

世之人有得一奇方，可以十全愈疾者，恐恐然，惟虑藏之不密，人或知之，而使其药之不神也，其亦陋矣。夫药之能愈病，如得人人而告之，使无夭横，各尽其天年以终，此亦仁术也。吾友董及之，少举进士不第，急于养亲，一日尽弃其学，而从事于医。然医亦非鄙术矣！古之人未尝不能之，如张仲景、陶隐居、葛洪、孙思邈皆名于后世。但昧者为之，至于异贵贱、别贫富，自鄙其学，君子不贵也。及之则不然，凡人之疾苦，如己有之。其往来病者之家，虽祁寒大暑，未尝少惮。至于贫者，或昏夜自惠薪粲，以周其乏者多矣。他日携《小儿斑疹方》一帙见过，求序于余，因为引其略。亦使见及之之所存，知世之有奇方，可以疗疾者，不足贵也。如此。

东平十柳居士孙准平甫序

自序 ⊗

　　夫上古之世，事质民淳，禀气全粹，邪不能干。纵有疾病，祝由而已。虽大人方论尚或未备，下逮中古，始有巫方氏者，著小儿《颅囟经》，以卜寿夭，别死生，历世相授，于是小儿方论兴焉。然在襁褓之时，脏腑嫩弱，脉促未辨，痒不知处，痛亦难言，只能啼叫。至于变蒸、惊风、客忤、解颅，近世巢氏一一明之。然于斑疹欲出，证候与伤风相类，而略无辨说，致多谬误。而复医者，不致详慎，或乃虚者下之，实者益之，疹者汗之，风者温之，转生诸疾，遂致夭毙，嘘可叹也！今采摭经效秘方，详明证候，通为一卷，目之曰《斑疹备急方》。非敢谓有补于后世，意欲传诸好事者，庶几鞠育之义存焉。

东平董汲及之序

总论

论曰：夫生民之道，自微而著，由小而大。此物理灼然，不待经史证据可知。然小儿气禀微弱，故《小品方》云：人生六岁以上为小，六岁以下，经不全载。所以乳下婴儿，有疾难治者，皆为无所依据。至如小儿斑疹一候，不惟脉理难辨，而治疗最比他病尤重。始觉证与伤寒、阴痫相近，通都辅郡，名医辈出，则犹能辨其一二，远地左邑，执病不精，失于详审，投药暴妄。加之小儿脏腑娇嫩，易为伤动，斑疹未出，往往疑为伤风，即以麻黄等药，重发其汗，遂使表虚里实。若为阴痫治之，便用温惊药品，则热势愈盛。直至三四日，证候已定，方得以斑疮药治之，则所失多矣。大率世俗医者，斑疹欲出，多以热药发之，遂使胃中热极。其初作时，即斑疹见于皮下；其已出者，变黑色而内陷。既见不快，犹用热药，熏蒸其疾。斑疹得热，则出愈难，转生热证，大小便不通；更以巴豆取积药下之，则使儿脏腑内虚，热又不除，邪气益深，变为喘满，便血，或为疱痈，身体裂破。遂使百年之寿，一旦为俗医所误也，可不痛哉！

大抵斑疹之候，始觉多咳嗽，身体温壮，面色与四肢俱赤，头痛腰疼，眼睛黄色，多睡，睡中瘈疭，手足厥，耳尖及尻冷，小便赤，大便秘，三部脉洪数绝大不定，是其候也。其乳下儿，可兼令乳母服药。其证候未全或未明者，但可与升麻散解之；其已明者，即可用大黄、青黛等凉药下之，次即与白虎汤。如秋冬及春寒，未用白虎汤之时，但加枣煎服，不必拘于常法。仲景云：四月后天气大热，即可服白虎汤，特言其梗概耳！大率疹疱未出即可下；已出即不可下；出足即宜利大小便。其已出未快者，可与紫草散、救生散、玳瑁散之类；其重者，以牛李膏散之；或毒攻咽喉者，可与少紫雪及如圣汤，无不效也。其余热不解，身热烦渴及病疹，儿母俱可与甘露饮；或便血者，以牛黄散治之。兼宜常平肝脏，解其败热，虑热毒攻肝，即冲于目，内生障翳，不遇医治，瞳人遂损，尤宜慎之。然已出未平，切忌见杂人，恐劳力之人及狐臭熏触故也。未愈，不可当风，即成疮痂。如脓疱出，可烧黑丑、粪灰随疮贴之，则速愈而无瘢也。又左右不可缺胡荽，盖能御汗气，辟恶气故也。如儿能食物，可时与少葡萄，盖能利小便，及取如穗出快之义也。小儿斑疹，本以胎中积热，及将养温厚，偶胃中热，故乘时而作。《外台》方云：胃烂即发斑。微者，赤斑出。极者，黑斑出。赤斑出，五死一生；黑斑出，十死一生。其腑热即为疹，盖热浅也。脏热即为疱，盖热深也。故《证色论》云：大者属阴，小者属阳。汲总角而来，以多病之故，因而业医。近年累出诸处治病，当壬申岁，冬无大雪，天气盛温，逮春初，见小儿多病斑疹。医者颇如前说，如投以白虎汤之类。即窃笑云：白虎汤本治大人。盖不知孙真人所论大人小儿为治不殊，但用药剂多少为异耳！则是未知用药之法，故多失误。今博选诸家，及亲经用有效者方，备录为书。

药方

升麻散　治疗疹疱未出，疑二之间，身热与伤寒温疫相似，及疮子已出发热，并可服之方。

升麻　芍药　葛根剉，炒　甘草炙。各一两

上为细末，每二岁儿服二钱，水一盏，煎至五分，去滓温服，不以时，日三夜一服。

白虎汤　治痘疱、麸疹、斑疮赤黑，出不快，及疹毒余热，并温热病、中暑气，烦躁热渴方。

石膏四两　知母一两半，剉　甘草炙，三两　人参半两

上为细末，每服二钱，水一盏，入粳米二十粒，同煎至七分，去滓，温服，不以时。小儿减半服。春冬秋寒有证亦服，但加枣煎，并乳母亦令服之。

紫草散　治伏热在胃经，暴发痘疱疮疹，一切恶候，出不快，小便赤涩，心腹胀满方。

紫草去苗，一两　甘草生用半两　木通去根节，细剉　枳壳麸炒，去穰　黄芪各半两，炙剉

上为细末，每服二钱，水一盏，煎至六分，去滓，温，时时呷之。

抱龙圆　治一切风热，中暑惊悸，疮疹欲出，多睡，咳嗽，涎盛面赤，手足冷，发温壮，睡中惊，搐搦不宁，脉洪数，头痛，呕吐，小便赤黄方。

天南星剉开里白者，生为末，腊月内取黄牛胆汁和为剂，却入胆内阴干，再为末，

半斤 天竺黄二两，别研 朱砂二钱，研，水飞 雄黄半两，研，水飞 麝香好者一钱，别研 牛黄一字，别研

上同研极细，甘草水和圆鸡头大，窨干。二岁儿，竹叶或薄荷汤化下一圆，不拘时候。一方不用牛黄。

救生散 治疮疹脓疱，恶候危困，陷下黑色方。

獖猪血腊月内以新瓦罐子盛，挂于屋东山，阴干，取末一两 马牙硝一两，研 硼砂研 朱砂水飞 牛黄研 龙脑研 麝香各一钱，别研

上同研极细，每二岁儿取一钱，新汲水调下。大便下恶物，疮疱红色为度。不过再服。神验无比。

牛李膏 治疮疹痘疱恶候，见于皮肤下不出，或出而不长及黑紫内陷，服之即顺，救危急候。愚小年病此，危恶殆极，父母已不忍视，遇今太医丞钱乙公，下此药得安，因恳求真法。然此方得于世甚久，惟于收时不知早晚，故无全效。今并收时载之，学者宜依此方。

牛李子九月后取，研，绢滤汁，不以多少于银石器中，熬成膏，可丸。每膏二两，细研，好麝香入半钱

上每二岁儿服一圆，如桐子大，浆水煎，杏胶汤化下。如疮疱紫黑内陷者，不过再服，当取下恶血及鱼子相似。其已黑陷于皮下者，即红大而出，神验。

玳瑁散 治疮疹热毒内攻，紫黑色，出不快。

生玳瑁水磨浓汁一合，獖猪心一个，从中取血一皂子大，同研

上以紫草嫩茸，浓汁煎汤调，都作一服。

利毒圆 治疮疹欲出前，胃热发温壮，气粗腹满，大小便赤涩，睡中烦渴，口舌干，手足微冷，多睡，时嗽涎实，脉沉大滑数，便宜服之方。

大黄半两 黄芩去心 青黛各一钱 腻粉抄一钱 槟榔 生牵牛取末。各

一钱半　大青一钱　龙脑研　朱砂各半钱，研

上杵研为细末，面糊为圆，如黄米大。每二岁儿服八圆，生姜蜜水下。不动，再服。量儿大小虚实加减。

如圣汤　治咽喉一切疼痛，及疮疹毒攻，咽喉肿痛有疮，不能下乳食方。

桔梗剉　甘草生用　恶实微炒。各一两　麦门冬去心，半两

上为细末，每二岁儿服一钱，沸汤点，时时呷服，不以时。

甘露饮　解胃热及疮疹已发，余热温壮，龈齿宣肿，牙痛不能嚼物，饥而不欲食，烦热，身面黄，及病疮疱，乳母俱可服之。

生干地黄切，焙　熟干地黄切，焙　天门冬去心　麦门冬去心　枇杷叶去毛　黄芩去心　石斛去根，剉　甘草炙，剉　枳实麸炒，去瓤　山茵陈叶各一两，去土

上为散，每服二钱，水一盏，煎至七分，去滓温服。不以时候，量力与服。

神仙紫雪　治大人小儿一切热毒，胃热发斑，消痘疱麸疹，及伤寒热入胃发斑，并小儿惊痫涎厥，走马急疳、热疳、疳黄、疳瘦、喉痹肿痛，及疮疹毒攻咽喉，水浆不下方。

黄金一百两　寒水石　石膏各三斤　犀角屑　羚羊角各十两，屑　玄参一斤　沉香镑　木香　丁香各五两　甘草八两　升麻六两，皆㕮咀

上以水五斗，煮金至三斗，去金不用，入诸药，再煎至一斗，滤去滓，投上好芒硝二斤半，微火煎，以柳木篦搅勿停手，候欲凝入盆中，更下研朱砂、真麝香各三两，急搅匀候冷，贮于密器中，勿令见风。每服一钱，温水化下。小儿半钱一字。咽喉危急病，捻少许干咽之，立效。

调肝散　散肝脏邪热，解散斑疹余毒。服之疮疹不入眼目。

犀角屑一分　草龙胆半分　黄芪半两，剉炙　大黄一分，炒过　桑白皮一分，炙剉　钩藤钩子一分　麻黄一分，去根节　石膏别研　栝蒌实各半两，去瓤皮　甘草一分炙

上为散，每服二钱，水一盏，煎至五分，去滓温服。量儿大小加减，不以时候。

护目膏　治疹痘出后，即须爱护面目，勿令沾染。欲用胡荽酒喷时，先以此药涂面上，然后方可以胡荽酒喷四肢，大人小儿有此，悉宜用之方。

黄柏一两，去皮剉　绿豆一两半，拣净　甘草四两，剉，生用

上为细末，以生油调为膏，从耳前、眼眶并厚涂目三五遍。上涂面后可用胡荽酒微喷，勿喷面也。早用此方涂面，即面上不生疹痘。如用此方涂迟，纵出亦少。

胡荽酒方　治斑痘欲令速出，宜用此。

胡荽三两

上细切，以酒二大盏，煎令沸，沃胡荽，便以物合定，不令气出，候冷去滓，微微从项以下喷背，及两脚、胸腹令遍，勿喷头面。仍将滓焙干，红绢袋子盛，缝合，令乳母及儿带之。余酒，乳母饮之妙。

治疮疹阳毒入胃，便血日夜无节度，腹痛啼哭。

牛黄散方

郁金一两　牛黄一钱

上研为末，每二岁儿服半钱，以浆水半盏，煎至三分，和滓温服。大小以此增减之，日二服。

蛇蜕散　治斑疹入眼，翳膜侵睛成珠子方。

马勃一两　皂荚子二七个　蛇蜕皮全者一条

上入小罐子内，封泥烧，不得出烟，存性，研为末，温水调下一钱，食后。

真珠散 治斑疱疮疹入眼，疼痛，翳膜、眼赤、羞明方。

栝萎根—两　蛇蜕皮全炙，一钱

上为末，用羊子肝一枚，劈开去筋膜，掺入药二钱，用麻缕缠定，以米泔内煮熟，任意与吃。如少小未能吃羊肝，以熟羊肝研和为圆，如黄米大，以生米泔下十圆。乳头上与亦可，日三服儿小未能食肝，与乳母食之佳。

后序 | ◉

　　余平生刻意方药，察脉按证虽有定法，而探源应变，自谓妙出意表。盖脉难以消息，求证不可言语取者，襁褓之婴，孩提之童，尤甚焉。故专一为业，垂四十年。因缘遭遇，供奉禁掖，累有薄效，误被恩宠。然小儿之疾，阴阳痫为最大，而医所覃思，经有备论。至于斑疹之候，蔑然危恶，与惊搐、伤寒、二痫大同而用药甚异，投剂小差，悖谬难整，而医者恬不为虑。比得告归里中，广川及之，出方一帙示予，予开卷而惊叹曰："是予平昔之所究心者，而予乃不言传而得之。"予深嘉及之少年艺术之精，而有惬素所愿以授人者，于是辄书卷尾焉。

时元祐癸酉十月丙申日

翰林医官太医丞赐

紫金鱼袋　钱乙题

方名索引